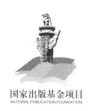

国家出版基金项目
NATIONAL PUBLICATION FOUNDATION

「十三五」国家重点图书出版规划项目

中医古籍名家 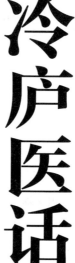 点评 丛书

总主编 ◎ 吴少祯

清·陆以湉 ◎ 撰

李明 沈成 ◎ 点评

冷庐医话

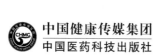

中国健康传媒集团

中国医药科技出版社

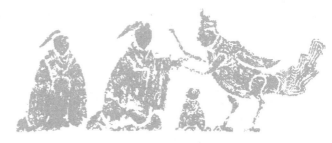

图书在版编目（CIP）数据

冷庐医话／（清）陆以湉撰；李明，沈成点评．—北京：中国医药科技出版社，
2021.8

（中医古籍名家点评丛书）

ISBN 978－7－5214－2499－7

Ⅰ.①冷… Ⅱ.①陆… ②李… ③沈… Ⅲ.①医话－中国－清代

Ⅳ.①R249.49

中国版本图书馆 CIP 数据核字(2021)第 097874 号

美术编辑　陈君杞

版式设计　南博文化

出版　**中国健康传媒集团**｜中国医药科技出版社

地址　北京市海淀区文慧园北路甲 22 号

邮编　100082

电话　发行：010－62227427　邮购：010－62236938

网址　www.cmstp.com

规格　710×1000mm $^1/_{16}$

印张　13 $^3/_4$

字数　191 千字

版次　2021 年 8 月第 1 版

印次　2021 年 8 月第 1 次印刷

印刷　三河市万龙印装有限公司

经销　全国各地新华书店

书号　ISBN 978－7－5214－2499－7

定价　**46.00 元**

获取新书信息、投稿、为图书纠错，请扫码联系我们。

出版者的话

　　中医药是中国优秀传统文化的重要组成部分之一。中医药古籍中蕴藏着历代名家的思维智慧与实践经验。温故而知新，熟读精研中医古籍是当代中医继承、创新的基石。新中国成立以来，中医界对古籍整理工作十分重视，因此在经典、重点中医古籍的校勘注释，常用、实用中医古籍的遴选、整理等方面，成果斐然。这些工作在帮助读者精选版本、校准文字、读懂原文方面发挥了良好的作用。

　　习总书记指示，要"切实把中医药这一祖先留给我们的宝贵财富继承好、发展好、利用好"，从而对弘扬中医药学、更进一步继承利用好中医药古籍提出了更高的要求。为此我们策划组织了《中医古籍名家点评丛书》，试图在前人整理工作的基础上，通过名家点评的方式，更进一步凸显中医古代要籍的学术精华，为现代中医药的发展提供借鉴。

　　本丛书遴选历代名医名著百余种，分批出版。所收医药书多为传世、实用，且在校勘整理方面已比较成熟的中医古籍。其中包括常用经典著作、历代各科名著，以及古今临证、案头常备的中医读物。本丛书致力于将现有相关的最新研究成果集于一体，使之具备版本精良、校勘细致、内容实用、点评精深的特点。

参与点评的学者，多为对所点评古籍研究有素的专家。他们学验俱丰，或精于临床，或文献功底深厚，均熟谙该古籍所涉学术领域的整体状况，又对其书内容精要揣摩日久，多有心得。本丛书的"点评"，并非单一的内容提要、词语注释、串讲阐发，而是抓住书中的主旨精论、蕴含深义、疑惑谬误之处，予以点拨评议，或考证比勘，溯源寻流。由于点评学者各有专擅，因此点评的形式风格也或有不同。但其共同之点是有益于读者掌握、鉴识所论医籍或名家的学术精华，领会临床运用关键点，解疑破惑，举一反三，启迪后人，不断创新。

　　我们对中医药古籍点评工作还在不断探索之中，本丛书可能会有诸多不足之处，亟盼中医各科专家及广大读者给予批评指正。

中国医药科技出版社

2017年8月

⊛ | 余序

作为毕生研读整理、编纂古今中医临床文献的一员，前不久，我有幸看到张同君编审和全国诸多相关教授专家们合作编撰《中医古籍名家点评丛书》的部分样稿。感到他们在总体设计、精选医籍、订正校注，特别是名家点评等方面卓有建树，并能将这些名著和近现代相关研究成果予以提示说明，使古籍的整理探索深研，呈现了崭新的面貌。我认为这部丛书不但能让读者系统、全面地传承优秀文化，而且有利于加强对丛书所选名著学验主旨的认识。

在我国优秀、靓丽的文化中，岐黄医学的软实力十分强劲。特别是名著中的学术经验，是体现"医道"最关键的文字表述。

《礼记·中庸》说："道也者，不可须臾离也。"清代徽州名儒程瑶田说："文存则道存，道存则教存。"这部丛书在很大程度上，使医道和医教获得较为集中的"文存"。丛书的多位编集者在精选名著的基础上，着重"点评"，让读者认识到中医药学是我国优秀传统文化中的瑰宝，有利于读者在系统、全面的传承中，予以创新、发展。

清代名医程芝田在《医约》中曾说："百艺之中，惟医最难。"特别是在一万多种古籍中选取精品，有一定难度。但清代造诣精深的名医尤在泾在《医学读书记》中告诫读者说："盖未有不师古而有济于今者，亦未有言之无文而能行之远者。"这套丛书的"师古济今"十分昭著。中国医药科技出版社重视此编的刊行，使读者如获宝璐，今将上述感言以为序。

中国中医科学院

余瀛鳌

2017年8月

目录 | Contents

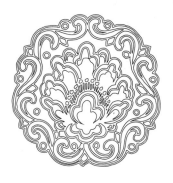

晚清学人陆以湉（1802—1865），字敬安，号定圃，浙江桐乡县乌青镇人。陆氏一生著作颇丰，计有《楚游录》1 卷、《冷庐杂识》8 卷、《苏庐偶笔》2 卷、《寓沪琐记》4 卷、《吴下汇谈》2 卷、《再续名医类案》16 卷、《冷庐医话》5 卷。

《冷庐医话》原为手抄本，1897 年正式刊印出版。全书近十万言，涉及先秦至清代的医理、医史、各家学说、临床各科的近百种著作，文笔流畅，通俗易懂，涵盖了众多名医的论著、医案、诊法方药等内容。文章引经据典，言简旨深。陆以湉博览群书，旁征博引，对前人的论著、医案等阐发己见，论述医理，对当代医学研究仍具有一定的启发意义。书中引述的众家之言可反映晚清民间医疗状况，具有一定的史料价值。

一、成书背景

《冷庐医话》撰于清朝后期，清政府在加强中央集权的同时，也强化了医疗制度法规。同时，江南地区经济繁荣，兴盛的医疗市场吸引了大量科举失利的儒生，在提高医界整体文化水平的同时，也引起了不正当竞争和争名逐利的乱象。同时，伴随着传教士而来的西方医学逐渐在中国社会形成了一定的影响力，中西医相互交杂，对陆以湉的学术思想产生了一定影响。在《冷庐医话》的前两卷中，陆氏以古论今，借古代医案讨论医者的职业操守和行医规范；后篇对西医有所涉猎，论及合信的《西医略论》，认为西方医学不仅外治方法较多，内治用药也与中医学存在很大差异。

二、主要学术思想

1. 重视医德修养

陆氏重视医德修养，在《冷庐医话》卷一中首列"医范""医鉴"两篇，以上古名医的医案、医事为例，探讨行医规范。后文中又颇多笔墨，再三强调医德修养的重要性，为业医者示以准绳，树立典范。他认为："医者之品学不同，必取心地诚谨，术业精能者，庶可奏功"。他在"今人"称赞钮松泉"精外科术，贫者求治不取钱，且赠以药，制药不惜重值，拯治危症甚多"。"医范"提到金辂"精保婴术，终身不计财利，不避寒暑，不先富后贫"；孙燮和"志切救世，专精岐黄，就医者不论贫富"。在面对患者时，陆氏认为医者"宜从容详慎"，"不特审病当然即立方，亦不可欲速贻误"，以免疏忽致误，提出了"说症必详""察药必慎"和"录方必勤"等具体实施要则。他对严肃认真的医者赞赏有加，如"今书"记载如皋顾晓澜，博学有才，医理精专，"治一证必刻意精思，寝食俱废，方定，卒起沉疴……求治病者踵相接"；山阴孙燮和，志切救世，详审精密，"可以为医者法也"。对疏忽从事者，陆氏毫不客气地大加批驳，"医鉴"记载杭州某医治热病，用犀角7分，误书7钱，病者服药后胸痛气促而殒，陆氏疾呼"此皆由疏忽致咎也"。对"近时所称名医，恒喜用新奇之药，以炫其博，价值之昂不计也，甚至为药肆所饵"的卑劣行径同样加以斥责，既切中时弊，又具有现实意义。

2. 博识多闻，针砭流弊

陆氏主张学医者应当多读书，博采众家之长，学古而不拘泥于古，多读书而不读死书。他认为过分强调师承不利于学术发展。"医者专主一家之言，不知虚怀好学，博采精研，而欲免以误人也，岂可得哉"？陆氏认为中医治病"法无定法""法无常法"，需要在常年临床实践中体会中医诊疗的灵活变通。"今书"中言："有志于学者，诵习古书，而又潜研诸家，弃驳取纯，融会而贯通之，何患道之不明、不行乎？"陆氏在该篇指出："习医者当博览群书，不得拘守一家之言，谓已尽能事也。"强调"欲求心得，正非多读古书不可，盖不博亦断不能约也。此皆可为医学津梁"。"医鉴"中记载某医治不得寐，引半夏秫米汤"覆杯则卧"，解为令病人服药后，扣杯于桌上，如是可安卧。又治脚疗，引"膏粱之变，足生大疗"，以为确征。不知足者，能也，非专指足而言。对此恣意曲解，陆氏感慨"近世医者，能读《内经》鲜矣"，斥责其"妄引《经》语致成笑端"。陆氏认为医者除广泛阅读之外，还应该深入接触社会，凡天地阴阳、人文地理，均应知晓，否则疑病难断，反被迷惑。他提到："习医术者，诚不可不博识多闻也""医非博物不能治疑难之症"。"医范"不乏此类案例，如"余戚王氏女，遍体红瘰，痛痒不已，饮食为减。延医视之，以为疮也，治数旬不愈，后延名医张梦庐治之，审视再四，曰：此必为壁虱所咬，毋庸医也。归阅帐枕等，检弃壁虱无数，果得瘳"。

陆氏不仅对"不谙方书"的庸医和拘泥定法、不知变通者予以抨击，还对当时医界盛行的"乱方之风"和江湖"捉牙虫"的诡计加以斥责。他以亲眼所见为例，记录了"都门章子雅患寒热，乱方用人参、黄芪，痰塞而殒；萧山李仪轩老年足痿，乱方用附子、熟地、羌活、细辛等味，失血而亡"。他认为这些乩方术士依托于神仙显灵，"效则谓仙之灵，不效则谓其人当死，乃假手于仙以毙之也"。陆氏对古书中一些不符合医学常识的论述也加以批评，如"本草"中有"水银久服，神仙不死"的记载，陆氏则认为"服之者鲜不受其害，是岂可过泥其辞乎"？陆氏赞成明代医家缪仲淳的观点："善乎缪氏仲淳之言曰：自唐迄今，因服石乳而发病者，不可胜纪，服之而获效者，当今十无二三"。对《备急千金要方·房中补益》篇倡导的"行房忍精不泄"可延年益寿的观点持否定态度。

3. 精于诊法，强调四诊合参

《冷庐医话》中引述医著近百种，其中医案记录详细，多有四诊内容。陆氏强调诊疗中应熟悉运用各种诊法并加以综合分析，强调四诊合参。如望形体、面色以辨戴阳证，他指出戴阳证"症见烦躁欲裸形，或欲坐卧泥水中，舌淡苔黄，口燥齿浮，面赤如微酣，或两颧浅红，游移不定"。望排出物辨别寒热时，推崇沈棣怀的《医学三书》，认为其"论至为详确"，"阳病下利，便脓血，协热也。阴病下利，便脓血，下焦不约而里寒也"。又引汪苓友《伤寒辨证广注》之言："少阴里寒便脓血，色必黯而不鲜，乃肾受寒湿之邪，水谷之津液为其凝泣，酝酿于肠胃之中而为脓血"。陆氏专列"舌"篇，详论舌诊，云："黑苔冷滑者必无阳证，而黑苔干刺者，有阳证复有阴证矣。临证者可不慎欤？"又言："淡舌白苔，亦有热症；黄厚满苔，亦有寒症；舌绛无津，亦有痰症。当以脉症便溺参勘。"不过"临症视舌，最为可凭，然亦未可执一"，故四诊合参，是谓得道。

陆氏重视问诊，谓"非详问得之，奚由奏效"。以《伤寒论》为例，指出"《伤寒论》六经提纲，大半是凭乎问者……此孙真人所以未诊先问也"。他批评那些故弄玄虚、自视甚高，对病家叙述不以为然的医家，指出"脉理渊微，知之者鲜，惟问可究病情。乃医之自以为是者，往往厌人琐语，而病家亦不能详述，此大误也"。并结合自己的临床体会，在"今书"篇赞誉钱经纶的《问法要略》，称其"语约而意详，胜于张景岳之《十问》"。陆氏又以实例详述问诊的必要性。"用药"中记载，林学士面色顿青，形体瘦削，夜多惊悸，杜某询知喜食海蛤，味咸，故心血衰，令多服生津液药而病愈；某富商患腹胀，百药无效，反而加重了呕吐，纳食减少并羸，一草泽医询知其夏多食冰浸瓜果，取凉太过，脾气受寒，医复用寒凉，重伤胃气，以丁香、木香、官桂健脾和胃，肺气下行，由是病除。此皆因偏嗜食物，必问而知之。书中卷一"诊法"专论问诊，可见陆氏对问诊之重视。篇中指出，凡看妇人病，"入门先问经期""当先问娠"，产后病"须问恶露多少有无"，并称"此妇科要诀也"。

陆氏脉诊案例众多，他认为"医之切脉，以审慎为工，捷于按脉，乃市医苟且之为"。当脉症不相合时，必有一真一假，须慎辨之。此时从脉从症，全凭临床经验与学识。有脉症相符者，如卷四"吐血"中，徐氏妇吐血倾盆，脉左沉右洪，重按有根，血止以后，右脉浮大无力，是将有虚脱之患，益气养阴而愈。有舍症从脉者，如陈某咳嗽吐痰有血，夜热头眩，胸膈不舒，脚膝无力。医生用滋阴降火药已半年，饮食渐少，精神渐羸。陆氏诊其脉，见两寸关沉数有力，两尺涩弱而反微浮，曰"此上盛下虚之症"。后病人以清气养营汤与固本丸间服，三月后病瘥而受孕。陆氏指出脉象有常有变，不可不知，如："脉数时一止为促，促主热，然亦有因于寒者，如伤寒脉促，手足厥逆，可灸之……观此益知临症者不可专凭脉矣。"惟有四诊合参，方为辨识复杂证候的要津。

4. 重视民间单方验方

陆氏重视民间流传的灵验单方，认为"吾人不能遍拯斯民疾苦，宜广传良方，庶几稍尽利济之心"。他广泛求教于佣工、匠人，收集民间验方并亲身实践，去粗存精，辑录成册，济世救人。如他记录的以土牛膝熏洗疗痔疮，白槿花内服治赤痢，均为亲试之民间验方。亦例举单方验案，加以佐证。如"陈某，秋间下痢月余，诸药不效"，以白槿花五六朵焙干研粉，调白糖水数服而愈。又记载童尿清热解毒，活血止血，内服治疗中暑、呕血、衄血、产后百病、跌伤等有效。以尿洗目治红眼病，日三四次即愈。又有以黄芩渍水涂之治肌衄，常州扬氏以活鲫鱼尾贴脐四周治黄疸，黄芪糯米粥治肿胀等。这些方子药极简便而功效颇著，具有深入研究推广的价值。

同时，他对民间疗法及单方、验方持谨慎的态度，认为应明辨优劣，"必详察其失，而节取其长"，不宜孟浪推广。如在"慎药"中，引《续名医类案》误治案："一僧患疮疥，自用雄黄、艾叶燃于被中熏之，翌日遍体燉肿，皮破水出，饮食不入，投以解毒，不应而死"。以说明滥用验方的危害。陆氏认为"夫古方单方，用之得当，为效甚速，但当审病症之所宜，且勿用峻厉之药，庶几有利而无弊耳"。对当时医界流行的乩方用药现象，陆氏明确加以批驳，认为是假借鬼神欺世图利的害人手段。乩方用药不仅不效，还常常使病人死于非命，他对这种医界时弊非常痛心，斥为"假手于仙以毙之"。

三、学习要点

1. 重视史料价值

《冷庐医话》引述先秦到清代的医著近百种，对前人的医论、医案加以评述，语多公允。对西方医学及药物的传入也有论述，书中记载了陆氏对英国医生合信《西医略论》的评述，也记录了鸦片烟对国人的危害。书中描述详实，可以从中管窥晚清民间医疗状况，具有一定的史学研究价值。

2. 注意学术思想的白璧微瑕

鉴于陆氏所处历史时代的医学水平的限制，书中存在医巫不分、以讹传讹的瑕疵。陆氏将部分疑难怪症归因于鬼神作祟，推崇《东医宝鉴·邪祟门》辟邪丹；对毒虫咬伤、疟疾等疾病求助于神仙符咒；相信宿命论和人生轮回的观点，认为"修短有命，原不可以强求"。对这些带有迷信色彩的观点应客观对待，合理批判。

3. 注意人名范式

陆以湉在《冷庐医话》中对人名的记录极为冗长，但又有规律。其基本范式为籍贯＋姓＋字（或号）＋身份＋名。以"乌程钮松泉殿撰福保"为例，"乌程"为古县名，今属浙江省湖州市吴兴区；钮为姓；松泉为号；殿撰为身份，即状元；福保为名。此处人实为状元钮福保，号松泉，乌程县人。陆以湉对身份的称呼上用了当时的俗称，而有些身份亦非今人所熟知，阅读时当加以注意。

4. 成书时间考证

根据《冷庐医话·自序》中"咸丰八年十二月陆以湉书于杭州学廨之冷庐"的记载，一般认为《冷庐医话》成书于咸丰八年（1858），而文中又有"己未岁，从直隶李参军晋恒假录全部，庚申，杭州遇乱失去，深可惋惜""庚申秋日，避难北车塔村"，以及"适逢寇乱中辍，余所录之本亦毁于兵燹。辛酉秋日，避难于东林山后"等记载。根据陆以湉的生卒年，己未、庚申、辛酉当分别为 1859 年、1860 年、1861 年。现浙江省湖州市南浔区有车塔村，东林山地处现浙江省湖州市吴兴区东林镇东明村。以上 3 处记录反映的当为 1860 年至 1861 年间太平天国起义军与清军在浙江交战的历史。由是观之，《冷庐医话》的成书时间当不早于1861年。那么又如何解释其与自序中"咸丰八年"的矛盾？

《冷庐杂识·自序》中有"名曰《杂识》……咸丰六年岁次丙辰二月朔日，陆以湉书于杭州学舍"的记载。而《冷庐医话·跋》中又有"得桐乡陆定圃先生《冷庐杂识》书板……继又得《冷庐医话》若干卷，俱手抄本未付梓者……余以《医话》之尤有裨于世也，亟付手民，寿诸梨枣"的记载。由以上的记载可知：①《冷庐医话》似在陆以湉生前未及刊刻。②已刊刻的《冷庐杂识·自序》中有陆氏命名的书名，序言精确到日，而在《冷庐医话·自序》中既无书名，又无具体日期。综合判断，《冷庐医话·自序》实为陆以湉开始编纂该笔记时所作，而非成书刊刻时所为。如此方可解释其中有"己未""庚申""辛酉"3个晚于咸丰八年岁次戊午的记录。

李明　沈成

2020 年 9 月

自序 ◉

　　医理至深，岂易言哉！抑自轩岐以来，代不乏人，既已详且尽矣，又奚待言？矧①余小子，学疏识②庸，莫究要妙，不亦可已于言乎？虽然，言必穷乎理之奥，则诚不能以几及；若惟摭拾闻见，以自达其意之所欲云，又何必不言？于是涉猎之余，随笔载述，聊以自娱，意浅而辞琐，殆所谓言之无文者欤？夫言之不能文，犹之可也；言而或悖于理，则言适足以招尤矣。是用不敢晦匿，求当代君子教正焉。

　　　　　　咸丰八年十二月陆以湉书于杭州学廨③之冷庐。

　　【点评】这是陆以湉为《冷庐医话》写的自序。陆氏有感于医理艰深，难以言明，数十年来博览群书，将读书札记、摭拾闻见汇集成册，编撰成《冷庐医话》。该书行文浅显生动，内容旁征博引，见解颇具卓识，是历代医话中的上乘之作。

---

① 矧(shěn 审)：况且。
② 识(shí 十)：知识，见解。
③ 廨(xiè 谢)：官署。

医范

徐氏《医统》云：古医十四科，中有脾胃科，而今亡之矣。《道藏经》中颇有是说。宋元以来，止用十三科。考医政其一为风科，次伤寒科，次大方脉科，次妇人胎产科，次针灸科，次咽喉口齿科，次疮疡科即今外科，次正骨科，次金镞科，次养生科即今修养家导引按摩咽纳是也，次祝由科经曰：移精变气者，可祝由而已，即今符咒禳祷道教是也。国朝亦惟取十三科而已，其脾胃一科，终莫之续。《类经》云：医术十三科，曰大方脉，曰妇人，曰伤寒，曰疮疡，曰针灸，曰眼，曰口齿，曰咽喉，曰接骨，曰金镞，曰按摩，曰祝由。今按摩、祝由失其传。二说微不同。而太医院所设十三科，则与《类经》之说同，详见《明史》。余按近有专业耳科者，是又在诸科之外矣。

【点评】元代开始，至明隆庆年间，太医院分为13科。明隆庆年间改为11科，增设了痘疹科，改疮疡为外科，改接骨为正骨，去金镞、按摩和祝由。目前的中医分科仍受此分类的影响。

钱塘名医金润寰鎏珂，治极难险症，从容处之。常云：古之名医者，曰和，曰缓，仓遽奚为耶？此语可为俗医针砭。

五世之医，北齐有徐之才，元有危亦林，国朝有陈治华亭人。三世之医，宋张杲、陈自明、倪维德、陆士龙为最著。近代亦多世其业者。青浦北竿山何自元，至今已二十四世矣。

张子和云：古人以医为师，故医之道行。今以医譬奴，故医之道废。有志之士，耻而不学。病者亦不择精粗，一概待之。常见官医迎送长吏，马前唱喏，真可羞也。由是博古通今者少，而师传遂绝。吁！医官马前唱喏，乃以为可羞乎！今之官趋承上司，可羞之端，更有甚于此者，而况于医乎？山阴陈载庵为其邑令，治病获瘳，将荐之上司，使为医官于郡中，力辞；将著之勋籍，使弃医而为官，又力辞。此真过人远矣！

医人每享高龄，约略数之，如魏华佗年百余，吴普九十余；晋葛洪八十一；北齐徐之才八十；北周姚僧垣八十五，许智庄八十；唐孙思邈百余，甄权百三，孟诜九十三；宋钱乙八十二；金李庆嗣八十余，成无己九十余；元朱震亨七十八；明戴元礼八十二，汪机七十七，张介宾七十八；近代徐灵胎大椿七十九，叶天士桂八十。盖既精医学，必能探性命之旨，审颐养之宜，而克葆天年也。

叶天士治金某，患呕吐者数年，用泄肝安胃药年余，几殆。徐灵胎诊之，谓是蓄饮，为制一方，病立已见徐批《临证指南》。薛生白治蔡辅宜，夏日自外归，一蹶不起，气息奄然，口目皆闭，六脉俱沉。少妾泣于傍，亲朋议后事，谓是痰厥，不必书方，且以独参汤灌。众相顾莫敢决。有符姓者，常熟人，设医肆于枫桥，因邀之入视。符曰：中暑也，参不可用，当服清散之剂。众以二论相反，又相顾莫敢决，其塾师冯在田曰：吾闻六一散能祛暑邪，盍先试之？皆以为然，即以苇管灌之，果渐苏。符又投以解暑之剂，病即霍然见徐晦堂《听雨轩杂记》。夫叶、薛为一代良医，犹不免有失，况其他乎？知医之不可为矣。然如符姓，素无名望，而能治良医误治之疾，则医固不可为而可为也。

【点评】陆以湉以叶天士、薛生白两位名家误治的医案为例，说明为医道之不易。又以徐灵胎和符姓医者为反证，说明行医虽然不易，但医者当有明知不可为而为之的担当。

震泽吴晓钲茂才①剑森，言乾隆间吴门大疫②，郡设医局以济贫者，诸名医日一造也。有更夫某者，身面浮肿，遍体作黄白色，诣局求治。薛生白先至，诊其脉，挥之去，曰：水肿已剧，不治。病者出，而叶天士至，从肩舆中遥视之，曰：尔非更夫耶？此爇③驱蚊带受毒所致，二剂可已。遂处方与之。薛为之失色，因有扫叶庄、踏雪斋之举④。二人以盛名相轧，盖由于此。其说得之吴中医者顾某，顾得之其师，其师盖目击云。

徐灵胎《名医不可为论》，谓名医声价甚高，轻证不即延治，必病势危笃，医皆束手，然后求之。于是望之甚切，责之甚重，若真能操人生死之权者。如知病之必死，示以死期而辞去，犹可免责。若犹有一线生机，用轻剂以塞责，致病患万无生理，则于心不安。用重剂以背城一战，万一有变，则谤议蜂起，前人误治之责尽归一人，故名医之治病，较之常医倍难。此盖现身说法，犹为真名医言也。若获虚名之时医，既无实学，又切贪心，凡来求诊，无不诊视。其以重币招致者，临症犹或详慎。邻近里闾之间，寻常酬应，惟求迅速了事，漫不经心，余昔一弟一子，皆为名医误药而卒。弟以灏，中秋节玩月眠迟，次

---

① 茂才：即秀才。汉代避光武帝刘秀讳，改称茂才。后人沿袭之，多称秀才为茂才。

② 吴门大疫：《清史稿·灾异志》记载，乾隆二十一年（1756）苏州大疫。

③ 爇（ruò 若）：烧。

④ 扫叶庄、踏雪斋之举：姜泣群《虞初广志》："时医士叶天士，声名藉甚。薛（生白）一出，即能与之抗。叶因于所居筑室三间，颜之曰'踏雪居'，薛亦于南园起宅，号'扫叶山庄'。"

日恶寒发热。误谓冒寒，用桂枝、葛根、防风等味，致内陷神昏，不知实伏暑证也。子宝章，内风证误谓外风，而用全蝎、牛黄等味致变。由于匆匆诊视，不暇细审病情也。是以为名医者，当自揣每日可诊几人，限以定数。苟逾此数，令就他医，庶几可从容诊疾，尽心用药，不至误人性命。

《扬州府志》谓郑重光之医，克绍①吴普；许叔微之脉，其不在滑寿下。《江都县志》以入《笃行传》，《仪征续志》虽入《方技》，而但以泛辞誉之。太史公为扁鹊、司马季主作传，必详述其技，盖人以技传，不详其技，不如录其人也，此论最合著述之要。近代文人为医家作传，往往以虚辞称扬，不能历叙其治验，即叙治验而不详方案，皆未知纪述之体裁也。

王莳亭先生友亮，作《叶天士小传》，谓年十二至十八，凡更十七师，闻某人善治某证，即往执弟子礼甚恭，既得其术，辄弃去，故能集众美以成名。善哉！转益多师是我师，艺之精不亦宜乎？

《绍兴府志》载山阴金太常兰之祖辂，精保婴术，终身不计财利，不避寒暑，不先富后贫。越俗医家多出入肩舆，辂年八十余，犹步行，曰：吾欲使贫家子稍受半锱惠耳。又山阴孙燮和，志切救世，专精岐黄，就医者不论贫富，详审精密，检阅方书，几废食寝。此皆可以为医者法也。

医非博物不能治疑难之症，略举二事以证之。粤东吕某女，为后母尹氏所忌，佯爱之，亲为濯衣，潜以樟木磨如粉，入米浆糊女衣裤，女服之瘙痒不止，全身浮突，酷类麻风。延医疗治，经年不瘳，

---

① 克绍：能够继承。

问名者绝踵不至，将送入疯林①。吕不忍，复请名医程某治之。程察脉辨色，见其面无浊痕，手搔肌肤不辍，曰：此必衣服有毒所致。令取其衣涤之，浆澄水底，色黄黑而味烈。程曰：樟屑舂粉，坏人肌肉所致，此必为浣衣者所药，非疯也。弃其衣勿服，病自可已。如其言果然。吕询得其情，遂出尹氏事见东莞欧苏《霭楼剩览》。余戚王氏女，遍体红瘰，痛痒不已，饮食为减。延医视之，以为疮也，治数旬不愈，后延名医张梦庐治之，审视再四，曰：此必为壁虱所咬，毋庸②医也。归阅帐枕等，检弃壁虱无数，果得瘳。

【点评】陆氏将首篇定名"医范"，以历代名家的医话、医事、医案为例，结合亲身经历，对医者提出了要求和规范。陆氏认为名医难为，要想成为名医，首先需要博学广记。在面对病患时，应心思缜密，不计名利，更要不辞辛苦，才能成为大医。

医鉴

临海洪虞邻《南沙文集》曰：余家有经纪人③，劳苦呕血数升，延医视之，用川连、人参、大黄。余诘之曰：既补矣，又泻之，何也？答曰：古方所制者，因秽血未净，故泻之。余曰：是速之死也。亟命勿药。老米粥，厚滋味，令寝食数日，不一旬而强健如故。盖劳苦之

---

① 疯林：即麻疯院，又称癞院、疠人坊。清吴芗厈《岭南杂记》："潮州大麻疯极多，官为立麻疯院，如养济院之设也"。又吴芗厈《客窗闲话续集》："官之好善者设厢院收养之"。
② 庸：用。
③ 经纪人：指做小买卖的人。

人未尝享有饮食之美，数晨夕之安，得此胜于良药多矣，其愈也固宜。又有舆夫素无疾，忽腰痛肚饱不食，医进以大补药，其夜腰痛益甚，腹大气喘且死。翌日，医复视之，曰：此中鬼箭也，药物无所施，亟宜禳遣。余叹曰：奈何嫁罪于鬼哉！是中寒伤食者，饮以祛寒化食两大剂，第三日，其人抬轿如故。书之以告世之误信庸医者。余谓误信庸医，由于不谙方书，不能不求援于医耳。所可恨者，为医而不深究医理，强作解人，以致误事而不自知也。

【点评】呕血案，陆氏判断患者为因虚致呕血，对前医不辨虚实的诊断加以驳斥，以食疗养护脾胃，以益气止血的方法施治。舆夫案中，陆氏反对鬼神作祟致病说，以祛寒化食的方法治愈患者。陆氏虽有反对迷信鬼神的科学观，但在后续论述中也并未完全摆脱时代限制，将部分疑难怪症归因于鬼神作祟，需客观评价。

吴郡某医，得许叔微《伤寒九十论》，奉为秘本。见其屡用麻黄汤，适治一女子热病无汗，谓是足太阳表证，投以麻黄服之，汗出不止而殒。盖南人少真伤寒，凡热病无汗，以紫苏、葱白、豆豉、薄荷等治之足矣，岂可泥古法乎？

【点评】南方气候温暖，患真伤寒者较少，南方医者多以紫苏、葱白、豆豉、薄荷等辛温解表轻剂或辛凉解表剂用于热证治疗。辛凉解表法自刘河间倡导以来，对明清温病学的发展有极大的影响。

朱子①暮年脚气发作，俞梦达荐医士张修之诊视云：须略攻治，

---

① 朱子：朱熹。

去其壅滞，方得气脉流通。先生初难之，张执甚力，遂用其药。初制黄芪、粟壳等，服之小效，遂用巴豆、三棱、莪术等药，觉气快足轻，向时遇食多不下膈之病皆去。继而大腑又秘结，再服温白丸数粒，脏腑通而泄泻不止矣。黄芽①、岁丹作大剂投之，皆不效，遂至大故②。蔡九峰《梦葬记》详载之。观此知高年人治病，慎不可用攻药也。

祥符县医生胡某，操技精良，当道皆慕名延致。都督某之女，与人私，偶感寒疾，招胡诊之。故谓此孕脉也。某曰：先生之言信乎？胡曰：非识之真，不敢妄言也。某乃呼女出，以刀剖其腹，视之信然。胡大骇晕仆，良久始苏，归病数月即卒。胡之艺工矣，惜乎其不知顾忌也。先祖秋畦公宰密县时谂知③此事，先生祖母顾太孺人④恒为以澁言之。

近世医者，能读《内经》鲜矣，更有妄引《经》语致成笑端者，如治不得瞑，引半夏秫米汤覆杯则卧⑤，云是厌胜⑥之法，令病者服药后覆盏几上，谓可安卧。治脚疔，引膏粱之变，足生大疔，以为确征。不知足者，能也，非专指足而言。又有治瘅疟症，以阴气先伤，阳气独发⑦为《己任编》⑧之言，盖未读《内经》《金匮》，第见《己任编》

---

① 黄芽：亦作"黄牙"。道教指从铅里炼出的精华。《云笈七签》卷六："黄牙是长生之至药，牙是万物之初也，故号牙，缘因白被火变色黄，故名黄牙"。

② 大故：指死亡。

③ 谂(shěn审)知：知道。

④ 孺人：古代贵族、官员的母亲、妻子的封号。

⑤ 覆杯则卧：《灵枢·邪客》载治目不瞑："饮以半夏汤一剂，阴阳已通，其卧立至……故其新发病者，覆杯则卧"。盖形容疗效之速。

⑥ 厌(yā丫)胜：古代一种巫术，谓能以诅咒制胜，压服人或物。

⑦ 阴气先伤，阳气独发：《素问·疟论》："其但热而不寒者，阴气先绝，阳气独发，则少气烦冤，手足热而欲呕，名曰瘅疟。"《金匮要略》与《素问》论瘅疟文相似，云："阴气孤绝，阳气独发，则热而少气烦冤，手足热而欲呕，名曰瘅疟。"

⑧ 《己任编》：全称《医宗己任编》，清代杨乘六辑。全书辑录4种著作，包括高鼓峰《四明心法》《四明医案》，吕用晦《东庄医案》及董废翁《西塘感症》。

有是语耳。疏陋若此，乃皆出于悬壶而知名者也。

【点评】《素问·生气通天论》原文为"高梁之变，足生大丁"。高梁，即膏梁；丁，即疔。"足生大丁"唐代王冰释为"丁生于足"；宋高保衡等"新校正"云："按丁生之处，不常于足，盖谓高梁之变，饶生大丁，非偏着足也。"此处，陆氏采纳了"新校正"的注释。

医贵专门，歙吴章侯太守①端甫《攒花易简良方》中劝行医说，言之甚为切至，特录之。古法行医，各有专科。近见悬壶之辈，往往明日出道，今日从师，牌书内、外两师传授，甚至兼治痧痘、咽喉。探其根底，一无擅长，不过取门数之多，以博钱财。抑知赋质有限，何能兼善？病者不知，恒被贻误。曾见有人患风痧，医视为漆咬而误用清药；又有患火焰疔者，医视为热疮而误用发散诸品，几致不治。此皆不专门故也，可不慎哉？

苏州曹某，状修伟多髯，医名著一时，而声价自高，贫家延请每不至。巨室某翁有女，待字闺中，因病遣仆延曹，仆素憎曹，绐②以女已出嫁，今孕数月矣。吴俗大家妇女避客，医至则于床帏中出手使诊。曹按女脉，漫云是孕，翁大骇异。次日，延医至，使其子伪为女，诊之，复云是孕。其子褰帏③启裤视之曰：我男也，而有孕乎？诬我犹可，诬我妹不可恕也。叱仆殴之，并饮之以粪，跪泣求免，乃剃其髯，以粉笔涂其面，纵之去。归家谢客，半载不

---

① 太守：明清时对知府的称呼。
② 绐(dài 待)：欺骗。
③ 褰(qiān 牵)帏：撩起帷幔。

出，声望顿衰。太湖滨疡医谢某，技精药良，而居心贪谲①，往往乘人之急以为利。邻村某农母患疽求治，以其贫拒之，疽溃遂死。某愤甚。谢有拳勇，数十人不能近。某持刀伏稻间，伺其出，突起刺其腰，谢以所制药敷治将痊，怒某之刺己也，亟诉之县，循例抬验，县官揭其衣，用力重，衣开皮裂，冒风复溃而卒。某按律抵罪，后遇赦得生。此二人医术皆良，乃一则以傲败名，一则以贪伤身，皆可为戒，故并志之。

徐灵胎《慎疾刍言》曰：少时见前辈老医，必审贫富而后用药。尤见居心长厚，况是时参价犹贱于今日二十倍，尚如此谨慎，即此等存心，今日已不逮昔人矣。此言真可砭俗。近时所称名医，恒喜用新奇之药，以炫其博，价值之昂不计也，甚至为药肆所饵，凡诊富人疾，必入贵重之品，俾药肆获利，此尤可鄙。

《扬州府志》辨《高邮州志》称袁体庵班按脉极捷，以为医之切脉，以审慎为工，捷于按脉，乃市医苟且之为，班断不如是云云。吁！今之医者鲜不以捷为工，即延医者亦皆以捷为能，盍深味此言？

南方有割螳螂子之术，小儿蒙其害徐灵胎《兰台轨范》详辨之，谓即妒乳法，用青黛一钱、元明粉三钱、硼砂一钱、薄荷五分、冰片一分，同研细，擦口内两颊，一日四五次。北方有割瘄之术，妇人蒙其害，兼及小儿吴鞠通《温病条辨·杂说》辨之，谓"瘄"字考之字书并无是字，焉有是病。此皆庸俗伪造其名，而劣妇秘传其技，借以欺世图利者，明识②之人，慎勿为其所惑！

吾人不能遍拯斯民疾苦，宜广传良方，庶几稍尽利剂之心。每见得一秘方，深自隐匿，甚至借以图利，挟索重资，殊甚鄙恶。唐白华

---

① 谲（jué 诀）：欺诈。
② 明识：明理，有见识。

秘发背方，遂遭虎厄①；歙蒋紫垣秘解砒毒方，竟获冥谴②，可以为鉴。

乌程钮羹梅福厚，由中书③历官郎中④，在都门⑤十余年，声望翕然。咸丰八年三月，偶患风温，恶寒自足而起，渐及四肢，身热脉浮，舌胎白。医谓是风寒，用柴胡、葛根、防风、苍耳子等药，遂至神昏躁厥，胎黄便结，更医用石膏、大黄等药，病益危笃医皆都门有名者，而悖谬乃若此。更医又用理阴煎、复脉汤等，卒不能救而殁，年仅五十有六。羹梅为余舅氏周愚堂先生之婿，好学敦品，气度雍容，咸谓可享上寿而跻显秩，乃为庸医所戕，亦可惜矣。余见风温、湿温等证，凡用风药升提，伏热陷入心胞，无不神昏厥逆而毙。当此即用清营汤、至宝丹、紫雪丹等湔涤中宫，犹可挽回于万一，使认为阳明经腑症，一误再误，则生路绝矣。

作事宜从容详慎，为医尤慎。不特审病当然即立方，亦不可欲速贻误。杭州某医治热病，用犀角七分，误书七钱，服药后胸痛气促而殒。病家将控之官，重贿乃已。某医治暑症，用六一散又用滑石，服之不效，大为病家所诉。此皆由疏忽致咎也。

治痈疽之法，不可轻用刀；破脓针疾之法，必先精究穴道。一或

---

① 唐白华秘发背方，遂遭虎厄：唐李肇《国史补》："白岑尝遇异人，传发背方，其验十全。岑卖弄以求利，后为淮南小节度使高适胁取其方，然终不甚效。岑至九江，为虎所食，驿吏收其囊中，乃得真本。太原王升之写以传布。"《崇文总目》《艺文略》《宋志》均著录白岑《发背论》1卷，佚。"白岑"，此条误作"白华"。

② 歙蒋紫垣秘解砒毒方，竟获冥谴：清纪晓岚《阅微草堂笔记》卷八《如是我闻》记载此事，原文为"歙人蒋紫垣秘医方而遭冥谴"。虽属小说家言，然亦诫人不可挟方术以图利也。

③ 中书：清朝官职，在内阁中担任文书等工作。

④ 郎中：为尚书、侍郎之下的高级官员。

⑤ 都门：首都。

不慎，适以伤人。过事有可以为鉴者。杭城有善者，设局延医，以拯贫人，外科李某与焉。农夫某脚生痛，李开刀伤其大筋，遂成废人，农夫家众殴李几毙。吾里有走方医人治某哮病，以针贯胸，伤其心，立时殒命，医即日遁去。

乌程周岷帆学士学源，才藻华美。咸丰九年，大考①一等第二。由编修②擢侍讲学士③，旋丁外艰④回籍，十一年⑤避乱苕南。臀生瘤有年矣，因坐卧不便，就菱湖疡医费某治之，费谓可用药攻去，予以三品一条枪⑥，大痛数日，患处溃烂翻花。复投以五虎散，药用蜈蚣、蜣螂、全蝎等味，服后体疲神惯，遽卒，年仅四旬。往岁余馆⑦湖城，及寓⑧京邸，恒与岷帆谈艺论诗，昕夕忘倦。今闻其逝也，深恨庸医之毒烈，无异寇盗。特书于此，以志恫⑨焉是年余避难柳丝，有邻女陈桂姐手生痛毒，亦为费某开刀伤筋，痛甚不能收口，就余医治得瘥。大抵近世疡医，皆从《外科正宗》治法，专用霸功，误人甚多，学人当以为戒。

【点评】"医鉴"一篇，列举前人治疗中的失误，加以警戒。

---

① 大考：清制翰林、詹事的升职考试。
② 编修：翰林院官员，掌撰修记载。
③ 侍讲学士：官名，掌为皇帝讲授经史等书。
④ 丁外艰：指父丧。丁，道逢。古称道父母之丧为丁艰，亦称丁忧。而父丧曰丁外艰，母丧曰丁内艰。其时子女守丧3年，不为官，不婚娶，不赴宴，不应试。
⑤ 回籍，十一年：有版本将此处断句作"回籍十一年"，然自上文咸丰九年(1859)计，11年后为1870年。而陆氏殁于1865年，故此处"十一年"不当解释为回籍后11年，而为咸丰十一年(1861)。且咸丰十一年为辛酉年，周学源避乱苕南与后文陆氏"辛酉秋日，避难于东林山后"正相合。故此处于"回籍"及"十一年"中断开，分属上下两句。
⑥ 三品一条枪：方药名。由白砒、明矾煅制，加雄黄、乳香研末，厚糊搓成线条，阴干备用。治坚硬衣膜疮及疔核、瘰疬、痔漏诸管，用药线插入，蚀落后，搽玉红膏，虚者兼服补剂。此方力量猛烈，只可用于死肌顽肉及不知痛痒之疮，其余不可轻易用之。
⑦ 馆：留宿。
⑧ 寓：寄居。
⑨ 恫(tōng 通)：哀痛。

陆氏有感于近世医者不读古书，妄加注释，以致经典蒙尘。又例举有因嫌贫爱富、贪财重利而遭受厄运的故事，都用于警示后世医者，行医首当技艺精湛，更应体察民间疾苦，不可重利忘义。

慎疾

王叔和《伤寒论·序例》云：凡人有疾，不时即治，隐忍冀瘥，以成痼疾。小儿女子，益以滋甚。时气不和，便当早言，寻其邪由，及在腠理，以时治之，罕有不愈者。患人忍之，数日乃说，邪气入脏，则难可制。徐灵胎《医学源流论》云："凡人少有不适，必当即时调治，断不可忽为小病，以致渐深，更不可勉强支持，使病更增，以贻无穷之害。"

余在台州时，同官王愚庵先生年五旬余，患时感症，坚守不服药为中医①之戒，迁延数日，邪热内闭神昏，家人延医诊治，无及而卒。又余戚秀水王氏子，年方幼稚，偶患身热咳嗽，父母不以为意，任其冒风嬉戏，饮食无忌，越日发疹不透，胸闷气喘，变症毕现，医言热邪为风寒所遏，服药不效而卒。此皆不即调治所致也。

真空寺僧能治邝子元心疾，令独处一室，扫空万缘，静坐月余，诸病如失。海盐寺僧能疗一切劳伤、虚损、吐血、干劳之症。此僧不知《神农本草》《黄帝内经》，惟善于起居得宜，饮食消息。患者住彼

---

① 中医：中等水平的医生。《汉书·艺文志》："故谚曰'有病不治，常得中医'。"

寺中，三月半年，十愈八九。观此，知保身却病之方莫要于怡养性真，慎调饮食，不得仅乞灵于药饵也。

北方人所眠火炕，南方人用之，体质阴虚者多深入火气，每致生疾。吾邑张侯舫孝廉[①]维，留寓京师，久卧火炕，遂患咳嗽。医者误谓肺虚，投以五味子、五倍子等药，竟至殒命。张贫而好学，品复端谨，中年不禄，士林惜之。

【点评】火炕较为燥热，易损耗阴气而致病。李东垣在《脾胃论》中曾记载一则患者脾胃素虚又卧热炕而导致吐血的病案，可以佐证。参见《脾胃论》卷下"人参芍药汤"。

凡从高坠下而晕绝者，慎勿移动，俟其血气复定而救之，有得生者。若张惶扶掖以扰乱之，百无一生。余戚沈氏之女，年甫十岁，从楼堕地晕死，急延医视之，曰：幸未移动，尚可望生，否则殆矣。乃以药灌之，移时渐苏而安。治跌损者，人尿煮热，洗之灌之良。

读《续名医类案》，而知移动之禁非独坠跌者宜然也，备录之。张子和治叟年六十余，病热厥头痛，以其用涌药时已一月间矣，加之以火，其人先利。年高身困，出门见日而仆，不知人，家人惊惶欲揉扑之，张曰：火不可扰。与西瓜凉水蜜雪，少顷而苏。盖病人年高涌泄，则脉易乱，身体内有炎火，外有太阳，是以跌仆。若更扰之，便不救矣。汪石山治人卒厥暴死不知人，先因微寒发热，面色姜黄，六脉沉弦而细，知为中风久郁所致。令一人紧抱，以口接其气，徐以热姜汤灌之，禁止喧闹，移动则气不返矣。有顷果苏，温养半月而安。不特此症为然，凡中风、中气、中寒、暴厥，俱不得妄动以断其气。

---

① 孝廉：明清时对举人的称呼。

《内经》明言气复返则生①。若不谙而扰乱，其气不得复，以致夭枉者多矣。魏玉璜曰：遇卒暴病，病家、医士皆宜知此。盖暴病多火，扰之则正气散而死也。余女年十八，忽暴厥，家人不知此，群集喧哄，又扶挟而徙之他所，致苏复绝，救无及矣。今录张、汪二案，五内犹摧伤也。

保生

苏子瞻曰：伤生之事非一，而好色者必死。旨哉斯言！士大夫禄位既隆，更思快心悦志，往往昵近房帷，讲求方术，不知适以自促其生。偶见《夜获编》所纪云：大司马谭二华纶②，受房术于陶仲文，时尚为庶僚，行之而验，又以授张江陵③，寻致通显。谭行之二十年，一夕御妓女而败，时年甫逾六十，自揣不起。嘱江陵慎之，张用谭术不已，日以枯瘠，亦不及下寿而终。夫谭、张皆一代伟人，而犹纵欲殒身，可见色之易溺人也。自非脱然于情欲之私，而兼之卓守之坚，乌能不为所害哉？

凡人于情欲最难割断，观宋《李庄简集》中，客有见馈温剂，云可壮元阳，因感而作诗。窃叹其淡泊之怀、坚定之守，为不可及也。诗云：世人服暖药，皆云壮元阳。元阳本无亏，药石徒损伤。人生百岁期，南北随炎凉。君看田野间，父老多康强。茅檐弄儿孙，春陇驱

① 气复返则生：语出《素问·调经论》："血之与气并走于上，则为大厥，厥则暴死，气复反则生，不反则死。"

② 大司马谭二华纶：即大司马谭纶。谭纶，号二华，明代军事家。大司马，明清时对兵部尚书的别称。

③ 张江陵：张居正，湖北江陵（今湖北省荆州市江陵县）人。

牛羊。何曾识丹剂，但喜秫黍香。伊余①十年谪，日闻贵人亡。金丹不离口，丱妙②常在傍。真元日渗漏，滓秽留空肠。四大③忽分离，一物不得将。歌喉变哀音，舞衣换缞裳④。炉残箭镞砂⑤，箧余鹿角霜。拙哉此愚夫，取药殊未央。我有出世法，亦如不死方。御寒须布帛，欲饱资稻粱。床头酒一壶，膝上琴一张。兴来或挥手，客至亦举觞。涤砚临清池，抄书傍明窗。日用但如斯，便觉日月长。参苓性和平，扶衰固难忘。恃药恣声色，如人蓄豺狼。此理甚明白，吾言岂荒唐。书为座右铭，聊以砭世盲。读此可以见所养之纯。宜其久居瘴乡而神明不衰，克跻上寿也。士大夫能如公之守身，有不康强逢吉者乎？公又与萧德超书云：张全真⑥在会稽搜求妙丽，丹砂茸附，如啖鱼肉，徒恣嗜欲耳。自谓享荣贵，得便宜，今为一丛枯骨，有甚便宜？到这里，便世尊诸大菩萨出来，也救不得，岂不哀哉！此可为溺情燕私⑦者当头棒喝。养生家有行房禁忌日期，人每以为迂而忽之，不知世间常有壮年得病暴亡，未始不由于此。至于合婚吉期，往往不避分至节气。少年恣欲，隐乖阴阳之和，病根或因之而伏，不可不留意也。

采战之术，乃邪说也。孙真人《千金方·房中补益篇》详房中之术，且谓能御十二女而不施泻者，令人不老，有美色，若御九十三女而自固者，年万岁。此等论说，疑是后人伪托。夫见色必动心，况交

---

① 伊余：自指，我。
② 丱(guàn 贯)妙：少女。
③ 四大：佛家以地、水、火、风为四大，以为四者广大，产生一切。《四十二章经》："佛言当念身中四大，各自有名，都无我者。"
④ 缞(cuī 催)裳：古代用粗麻布制成的丧服。
⑤ 箭镞砂：即朱砂。
⑥ 张全真：张守，字全真，一字子固，南宋抗金名相。
⑦ 燕私：指男女交合。

合之际，火随欲煽，虽不施泻，真精必因之而耗，安能延年？又治阳不起壮阳道方，用原蚕蛾、蛇床子、附子等味，以此示人，必将假热药以纵欲，而贻害无穷。曾谓济物摄生如真人，而忍出此乎？男子破身迟，则精力强固。凡育子者，最防其知识早开，天真损耗，每至损身。当童蒙就傅之时，尤宜审择俦侣，勿令比匪致伤。余族侄某，成童时至亲戚读书，同塾六人，有沈氏子年最长，导诸童以淫亵事。数年后，诸童病瘵死者三人，侄亦一病几殆。又如俊仆韶婢，皆不宜使之相亲。长洲陈公子，甫婚而咯血，其母虑溺于燕婉，命居书室，一老奴、一稚僮侍寝，老奴嗜酒，夜即酣睡，公子遂与僮私，病转增剧，比其母知之，则已沉痼，竟致不起。此所谓但知其一，不知其二，可不鉴诸？沈氏子余曾见之，屡应童子试不售，四十余岁潦倒以卒，殆薄行之报？

人至中年，每求延寿之术，有谓当绝欲者，有谓当服食补剂者。余谓修短有命，原不可以强求，如必欲尽人事，则绝欲、戒思虑，二者并重，而绝欲尤为切要。至于服食补剂，当审气体之宜，慎辨药物，不可信成方而或失之偏，转受其害也。

卢子繇《伤寒论疏钞金镥》云：人不见风，龙不见石，鱼不见水，鬼不见地，犹干禄①者之不见害也。余为续之曰：人不见风，龙不见石，鱼不见水，鬼不见地，犹好色者之不见病也。盖人能不为财色所溺，则于保生之道，思过半矣。

行房忍精不泄，阻于中途，每致成疾。如内而淋浊，外而便毒等症，病者不自知其由，医者鲜能察其故，用药失宜，因而殒命者多

---

① 干（gān干）禄：求福、求官，悉称"干禄"。《诗·大雅·旱麓》"岂弟君子，千禄岂弟"，为求福；《论语·为政》"子张学于禄"，为求官。禄，俸禄。此"干禄者"乃指求官谋禄者。此则言好色者之必见病，犹干禄者之必见害。

矣，可不慎欤？

《史记·太仓公传》载其诊疾二十有四，得之内者有七，而死不治者有四，其一因于饮酒且内，其一因于盛怒接内，其一因于得之内而复为劳力事。养生者识此，当知所戒矣。

【点评】陆氏对养生中不节情欲，滥服温补壮阳之药的做法进行了批评。对孙思邈《备急千金要方》中的房中术也提出质疑。以亲族经历为例，陈述不节情欲导致的年少早夭。告诫世人养生延命应戒思绝欲，慎服药物，不可强求。

咽气①不得法，反足为害。惟咽津②较易，亦甚有益。每日于闲暇时正坐闭目，以舌遍扰口中三十六次，津既盈满，分作三次咽下<small>咽时喉中须咽咽作声</small>，以意送至丹田。此法行之久久，大可却病延年。余表兄周荔园<small>士煜</small>，中年便血，误服热药，遂成痼疾，身羸足痿，十载不痊，后乃屏弃方药，专行此法，一年之后，诸恙悉愈，身体亦强健如初。

【点评】咽气、咽津，古称"胎息""胎食"。《汉武内传》："习闭气而吞之，名曰胎息；习嗽舌下泉而咽之，名曰胎食。"明代郑瑄《昨非庵日纂》谓"咽津为上，咽气次之。咽津者，肾中之水上

---

① 咽气：又称"食气"。《黄帝内经素问遗篇·刺法论》："所有自来肾有久病者，可以寅时面向南，净神不乱，思闭气不息七遍，以引颈咽气顺之，如咽甚硬物。如此七遍后，饵舌下津令无数。"乃将咽气法与咽津法结合而行。

② 咽津：又名"练精""饮玉泉"或"饮玉浆"，即《黄庭经》所谓"玉池精水港灵报""漱咽灵液灾不干"。《备急千金要方·养性》载皇甫隆谓曹操曰："臣常闻道人蒯京已年一百七十八，而甚丁杜，言人当朝朝服食玉泉、琢齿，使人丁壮有颜色，去三虫而坚齿。玉泉者，口中唾也。朝旦未起，早嗽津令满口，乃吞之。琢齿二七遍。如此考乃名曰练精。"乃将琢齿与咽津法同行。

通舌底二窍，大有真味……若咽气则闭口住息，身心俱寂，然后可，此不可岁月效也。"其说与陆以湉同。清代程国彭称咽津法为"治阴虚无上妙方"。

杭州郎二松，十三岁患瘵垂危，闻某庵有道士功行甚高，往求治之。道士教以行八段锦法，谓能疗疾，并可延年。遵而行之，三月后，病去若失。

张景岳称，其父寿峰公每于五更咽气，因作嗳以提之使吐，每月行吐法一二次，阅四十余年，愈老愈健，寿至八旬以外。俞惺斋非之，以为阳明脉下行为顺，若吐则上逆，频吐理当损寿，何反益寿，殊未敢信。此说良是。夫古人汗、吐、下三法，皆治实证，若属虚证，均非所宜。张寿峰以吐而得寿，必体质强健，或素有痰饮，乃借吐以推荡积垢，他人不得轻易效之。

慎药

乩①方之风，于今尤甚。神仙岂为人治病，大率皆灵鬼耳，故有验有不验。余所目击者，都门章子雅患寒热，乩方用人参、黄芪，痰塞而殒；萧山李仪轩老年足痿，乩方用附子、熟地、羌活、细辛等味，失血而亡。彼惑于是者，效则谓仙之灵，不效则谓其人当死，乃假手于仙以毙之也。噫！是尚可与言乎？

---

① 乩（ㄐㄧ 机）方：即扶乩所得之药方。旧时术士图利欺人，以两人扶丁字架，下放沙盘，佯作神鬼凭身，画沙作字，预言人事，称为扶乩，亦名扶鸾。

药以养生，亦以伤生，服食者最宜慎之。秀水汪子黄孝廉同年①焘，工诗善书，兼谙医术。道光乙未，余与同寓都城库堆胡同②，求其治病者踵相接。丙申正月，汪忽患身热汗出，自以为阳明热邪，宜用石膏，服一剂，热即内陷，肤冷、泄泻、神昏，三日遽卒。医家谓本桂枝汤证，不当以石膏遏表邪也。嵊县吴孚轩明经③鹏飞，司铎④太平。壬寅六月科试，天气大热，身弱事冗，感邪遂深。至秋仲疾作，初起恶寒发热，病势未甚。绍台习俗，病者皆饮姜汤，而不知感寒则宜，受暑则忌也，服二盏，暑邪愈炽，遂致不救。又有不辨药品而致误者，归安陈龙光业外科，偶因齿痛，命媳煎石膏汤服之，误用白砒，下咽腹即痛，俄而大剧，询知其误，急饮粪清吐之，委顿数日始安。犹幸砒汤仅饮半盏，以其味有异而舍之，否则殆矣。吾邑陈庄李氏子，夏月霍乱，延医定方，有制半夏二钱，适药肆入少，而购药者众，有新作伙者误以附子与之，服药后腹即大痛，发狂，口中流血而卒。李归咎于医，医谓药不误，必有他故，索视药渣，则附子在焉。遂控药肆于官，馈以金乃已。

世俗喜服热补药，如桂、附、鹿胶等，老人尤甚，以其能壮阳也，不知高年大半阴亏，服之必液耗水竭，反促寿命。余见因此致害者多矣。

【点评】《素问·阴阳应象大论》载"年四十，而阴气自半也，起居衰矣"，认为精神内耗导致阴精消耗，脾胃衰败导致身体衰

---

① 同年：明清乡试、会试同榜登科者。

② 库堆胡同：今属北京市西城区北半截胡同。

③ 明经：明清对贡生的尊称。

④ 司铎：古时颁布新令，必奋木铎以警众(见《吕氏春秋》)，后称主持教化者为司铎，又世称教官为司铎。

败。《灵枢·天年》说人年四十"腠理始疏，荣华颓落，发颇斑白。"陆氏在此以《内经》条文为依据，反对世俗滥用温热补药进一步耗损阴精，导致短寿的陋习。

禽虫皆有智慧，如虎中药箭而食青泥，野猪中药箭食荠苊，雉被鹰伤贴地黄叶，鼠中矾毒饮泥汁，蜘蛛被蜂螫以蚯蚓粪掩其伤，又知啮芋根以擦之，鹳之卵破以漏药缠之。方书所载，不可胜数。今人不辨药味，一遇疾病，授命于庸医之手，轻者重，重者致死，亦可哀已！

凡服补剂，当审气体之所宜，不可偏一致害。叶天士《景岳全书发挥》云：沈赤文年二十，读书明敏过人，父母爱之，将毕姻，合全鹿丸一料，少年四人分服，赤文于冬令服至春初，忽患浑身作痛，渐渐腹中块痛，消瘦不食，渴喜冷饮，后服酒蒸大黄丸，下黑块无数，用水浸之，胖如黑豆，始知为全鹿丸所化，不数日热极而死。同服三少年，一患喉痹，一患肛门毒，一患吐血咳嗽，皆死。此乃服热药之害也。

叶天士《医验录》云：黄朗令六月畏寒，身穿重棉皮袍，头带黑羊皮帽，吃饭则以火炉置床前，饭起锅热极，人不能入口者，彼犹嫌冷，脉浮大迟软，按之细如丝。此真火绝灭，阳气全无之证也。方少年阳旺，不识何以至此，细究其由，乃知其父误信人云天麦二冬膏，后生常服最妙。遂将此二味熬膏，令早晚日服勿断，服之三年。一寒肺，一寒肾，遂令寒性渐渍入脏，而阳气寝微矣。是年春，渐发潮热，医投发散药，热不退，而汗出不止，渐恶寒，医又投黄连、花粉、丹皮、地骨皮、百合、扁豆、贝母、鳖甲、葳蕤之类，以致现症若此。乃为定方，用人参八钱，附子三钱，肉桂、炮姜各二钱，川椒五分，白术二钱，黄芪三钱，茯苓一钱，当归钱半，川芎七分。服八剂，去棉衣，食物仍畏冷，因以八味加减，另用硫黄为制金液丹，计服百日而后全愈。此则服凉药之害也。人之爱子者，可不鉴于此，而慎投补剂乎？

【点评】二冬膏主治肺胃燥热，痰涩咳嗽，适于津液不足者。天冬、麦冬性味甘寒，久服损伤阳气。小儿稚阴稚阳之体，脏腑娇嫩，易受邪气侵袭，长期服用寒性药物，会导致脏腑受损，元阳亏虚，故生"真水绝灭"之疾。当以温补脾肾的人参、附子等施治。

程杏轩治汪木工夏间寒热、呕泻、自汗、头痛。他医与疏表和中药，呕泻止，而发热不退，汗多口渴，形倦懒言，舌苔微黄而润，脉虚细。据《经》言脉虚身热，得之伤暑，因用清暑益气汤加减。服一剂，夜热更甚，谵狂不安。次早复诊，脉更细，舌苔色紫肉碎，凝有血痕，渴嗜饮冷，此必热邪内伏未透，当舍脉从证，改用白虎汤加生地、丹皮、山栀、黄芩、竹叶、灯心，服药后，周身汗出，谵狂虽定，神呆，手足冰冷，按脉至骨不现_{脉伏，可与壶仙翁治风热症参观}，阖目不省人事，知为热厥。舌苔形短而厚，满舌俱起紫泡，大如葡萄，并有青黄黑绿杂色罩于上，辞以不治。其母哀恳拯救，乃令取紫雪蜜调涂舌，前方加入犀角、黄连、元参以清热，金汁、人中黄、银花、绿豆以解毒，另用雪水煎药。厥回脉出，舌泡消苔退，仅紫干耳。再剂热净神清，舌色如常。是役也，程谓能审其阳证似阴于后，未能察其实证类虚于前，自咎学力未到，盖以初用清暑益气汤之误也。因思此汤最不可轻用，况因伤暑而脉虚，外见汗多口渴等症，则尤不当用也。

【点评】王氏清暑益气汤类似白虎加人参汤，具有清暑益气养阴之功效，但针对病人热证兼阴亏的表现未奏效，病人转而热入营血，故舍脉从证，予清热凉血解毒之剂，得解。

医家以丸散治病，不可轻信而服之。吾里有患痞者，求治于湖州某医，医授丸药服之，痞病愈而变膨胀以死。又有婴儿惊风，延某医治之，灌以末药不计数，惊风愈而人遂痴呆，至长不愈，其药多用朱砂故也。

世人喜服参术，虚者固得益，实证适足为害。苏州某官之母，偶伤于食，又感风邪，身热不食，医者以其年高体虚，发散药中杂参、术投之，病转危殆。其内侄某知医，适从他方至，诊其脉，且询起病之由，曰：右脉沉数有力，体虽惫而神气自清，此因伤食之后，为补药所误，当以峻药下之。乃用大黄、槟榔、厚朴、莱菔子之属，一剂病如故。众疑其谬，某谓药力未到，复投二剂，泄去积滞无算，病遂瘳。此可为浪服补药之鉴。

【点评】明清时期，江南医界温补时风兴起，尤以参、术为甚。庸医不辨虚实，孟浪用之，屡犯虚虚实实之戒。清代名医徐大椿也曾专著"人参论"一篇，谴责医界滥用人参的流弊。

世俗每谓单方外治者非比内服，可放胆用之，不知亦有被害者。《续名医类案》云：一僧患疮疥，自用雄黄、艾叶燃于被中熏之，翌日遍体焮肿①，皮破水出，饮食不入，投以解毒，不应而死。盖毒药熏入腹内而散真气，其祸如此。又云：余举家生疮，家人亦用此方熏

---

① 焮(xìn 信)肿：发炎红肿。

之，疮不愈，未几鋈儿出痘，症极凶，药不能下咽而殁，殆亦受其毒耳。窃意所患疮当是热毒，以热攻热，毒乃益炽。故凡用药，先宜审明阴阳虚实，不得谓外治无害而漫试之。

身躯肥瘦，何关利害？而随郡王子隆体肥，乃服芦茹①丸以消。名位升沉，何与荣辱？寇莱公②望得相，乃服地黄兼饵莱菔。推之，服金丹以求仙，反促其寿；饵春药以求子，转伤其生，皆逐末忘本者也。

鄱阳名医周顺，谓古方不可妄用，如《圣惠》《千金》《外台秘要》所论病原、脉症及针灸法，皆不可废，然处方分剂，与今大异，不深究其旨者，谨勿妄用。有人得目疾，用古方治之，目遂突出。又有妇人产病，用《外台秘要》坐导方，反得恶露之疾，终身不瘥。余谓古方固勿妄用，近世所传单方尤当慎择用之。朱子藩眉极少，方士令服末子药六七厘，眉可即生，戒以服药后须避风。服之夕即有汗，偶值贼至，乃出庭除，及归寝，大汗不能止，几至亡阳，后竟不寿见《折肱漫录》。湖州胡氏子患水肿，服药不效，有教以黑鱼一尾，入绿矾腹中，烧灰服之，服后腹大痛遽死。夫古方单方，用之得当，为效甚速，但当审病症之所宜，且勿用峻厉之药，庶几有利而无弊耳。

士大夫不知医，遇疾每为俗工所误，又有喜谈医事，研究不精，孟浪服药以自误。如苏文忠公③事，可惋叹焉。建中靖国元年，公自海外归，年六十六，渡江至仪真，舣舟东海亭下，登金山妙高台时，公决意归毗陵，复同米元章游西山，谊暑南窗松竹下，时方酷暑，公

---

① 芦茹：为"芦茹"之误。《南齐书·随郡王子隆传》："子隆年二十一，而体过充壮，常服芦茹以自销损。"

② 寇莱公：即寇准，被封为莱国公。

③ 苏文忠公：即苏轼，谥号文忠。

久在海外，觉舟中热不可堪，夜辄露坐，复饮冷过度，中夜暴下，至旦惫甚，食黄芪粥觉稍适。会元章约明日为筵，俄瘴毒大作，暴下不止。自是胸膈作胀，却饮食，夜不能寐。十一日发仪真，十四日疾稍增，十五日热毒转甚，诸药尽却，以参、苓瀹汤而气寖止，遂不安枕席，公与钱济明书云：某一夜发热不可言，齿间出血如蚯蚓者无数，迨晓乃止，困惫之甚。细察病状，专是热毒根源不浅，当用清凉药，已令用人参、茯苓、麦门冬三味煮浓汁，渴即少啜之，余药皆罢也。庄生闻在宥天下，未闻治天下也，三物可谓在宥矣。此而不愈则天也，非吾过也。二十一日，竟有生意，二十五日疾革，二十七日上燥下寒，气不能支，二十八日公薨。余按：病暑饮冷暴下，不宜服黄芪。迨误服之，胸胀热壅，牙血泛溢，又不宜服人参、麦门冬。噫！此岂非为补药所误耶？<small>近见侯官林孝廉昌彝《射鹰诗话》云：公当暴下之时，乃阳气为阴所抑，宜大顺散主之，否则，或清暑益气汤，或五苓散，或冷香引子①及二陈汤，或治中皆可选用，既服黄芪粥，邪已内陷，胸作胀，以为瘴气大作，误之甚矣。瘴毒亦非黄芪粥所可解。后乃牙龈出血，系前失调达之剂，暑邪内干胃腑，宜甘露饮、犀角地黄主之，乃又服麦冬饮子及人参、茯苓、麦门冬三物，药不对病，以致伤生，窃为公惜之。云云。余谓甘露饮、犀角地黄汤用之此病固当，至桂、附等味，公之热毒如是之甚，亦不可用也。</small>

【点评】宋代开始，知识分子阶层有喜谈医事的风尚，明清之际更为普遍。陆氏记述了北宋大文豪苏轼自认知医，误服药物，导致身殒的经过，感慨于士大夫略知医事便孟浪服药，且喜好温补，终致不治。清代名医徐大椿在《医学源流论》中撰"涉猎医书误人论"一篇，慨叹涉猎医书又缺乏实践，妄议用药，是导致病人身死的重要原因之一。

---

① 冷香引子：当作"冷香饮子"。

用药最忌夹杂，一方中有一二味即难见功。戊午季春，余自武林旋里，舟子陈姓病温，壮热无汗，七日不食，口渴胸痞，咳嗽头痛，脉数，右甚于左，杭医定方，用连翘、瓜蒌皮、牛蒡子、冬桑叶、苦杏仁、黑山栀、象贝、竹叶、芦根，药皆中病，惜多羚羊角、枳壳二味，服一剂，病不减，胸口闷，热转甚。求余诊治，余为去羚羊角、枳壳，加淡豆豉、薄荷，服一剂，汗出遍体，即身凉能食，复去淡豆豉、牛蒡子，加天花粉，二剂全愈。因思俗治温热病，动手即用羚羊角、犀角，邪本在肺胃，乃转引之入肝、心，轻病致重，职是故耳。

陶穀《清异录》①云：昌黎公愈，晚年颇亲脂粉，故事服食，用硫黄末搅粥饭，啖鸡男，不使交千日，烹庖，名火灵库。公间日进一只焉，始亦见功，终致绝命。以滉按白乐天诗中退之服硫黄句，昔人已辨其非昌黎公，陶氏此说，未必可信，然亦足征服食之当谨也。

【点评】昌黎公韩愈的死因曾引起学界争议，宋代陈师道认为白居易《思旧》中提到的"退之"是卫中立而非韩愈，《后山诗话》："退之……为李于志叙当世名贵服金石药，欲生而死者数辈，著之石，藏大地下，岂为一世戒耶！而竟以药死。故白傅云'退之服硫黄，一病竟不瘥'也。"白诗中之"退之"，乃唐代监察御史卫中立，字退之。韩愈《唐故监察御史卫府君墓志铭》："嗟惟君，驾所信。要天有，弊精神。"对中立服食金石虽不著一贬词，而其

---

① 陶穀《清异录》：陶穀，字秀实，新平人。五代十国时历仕晋、汉，至周为翰林学士、兵部侍郎，入宋历礼、刑、户三部尚书。宋太祖乾德初年（963），郊祀法物制度多所裁定。穀博学强记，奔竞务进。开宝中（968—976）卒。撰《清异录》2卷，采摭唐、五代词语典故，述其缘起。宋代陈振孙《直斋书录解题》谓是依托之作。

义自现。又《故太学博士李君墓志铭》印《后山诗话》所说为李于作，铭文"直取目见亲与之游而以药放者六七公，以为世诫"。陈寅恪《元白诗笺证稿·附论乙白乐天之思想行为与佛道之关系》则从白居易的交往和诗的语境出发，认为退之非韩愈莫属。卞孝萱从白韩交游、韩愈卒年、唐代士大夫生活情况、韩愈晚年生活以及韩愈曾向友人乞取丹药等多个方面考察，认为退之就是韩愈。

求医

汉郭玉曰：贵者处尊高以临臣，臣怀怖慑以承之，其为疗也有四难焉。自用意而不任臣，一难也；将身不谨，二难也；骨节不疆不能药，三难也；好逸恶劳，四难也。夫玉为一代良工，而犹若此，矧在中医，使临以威严，必畏栗失措，而诊治有误矣。《薛立斋医案》云：一稳婆止有一女，分娩时，巡街御史适行牌取视其室，分娩女因惊吓，未产而死。后见御史以威颜分付，迨视产母，胎虽顺而顾偏在一边，以致难产。因畏其威，不敢施手，由是母子俱不能救。即此推之，凡求医治病，断不可恃势分之尊也。

凡病不能自治，必求治于医者，而其要则有四焉。一曰择人必严。医者之品学不同，必取心地诚谨，术业精能者，庶可奏功。一曰说症必详。脉理渊微，知之者鲜，惟问可究病情。乃医之自以为是者，往往厌人琐语，而病家亦不能详述，此大误也。故凡求医诊治，必细述病源，勿惮其烦。一曰察药必慎。药之伪者不必论，即寻常品味，肆中人粗心，往往以他物搀混，必亲自查看，方免舛误。至炮煎诸法，亦宜精审，服之斯可获效。一曰录方必勤心。俗于医者所定之方，服药既讫，随手弃掷，余谓宜汇录一册，以备检阅，此不过举手之劳耳，有心人见之，则上工之治验，固可采以示法，中工之方案，亦可因以征学识之浅深，品诣之高下，而定其取舍矣。

《钱塘县志·方技传》：沈好问，精小儿医，尤善治痘。江鲁陶子一岁，痘止三颗，见额上、耳后、唇傍，好问曰：儿痘部位心、肾、脾三经逆传，土克水，水克火，宜攻不宜补，攻则毒散，补则脏腑相戕。治至十四日，痘明润将成矣，好问曰：以石膏治之，恐胃土伤肾水。俗医怜儿小，谬投以参，好问见之，惊曰：服参耶？不能过二十一日矣。儿卒死。夫治痘已有成效，竟为庸医所误，由于恒情皆畏攻而喜补也，此亦可为任医不专之戒。

【点评】痘为儿科常见要证，类似后世儿科的麻疹、水痘、天花等疾病。钱乙在《小儿药证直诀》中认为痘疹多由"天行外感，内蕴热毒"所致，辨证当以五脏分证，治疗应以"温凉药治之，不可妄下及妄攻发"。后世医家痘疹辨治多遵从钱氏之论。此处患儿未见虚证而用人参资寇，终至不治。

赠医诗鲜有佳者，近阅临川李小湖回卿^{联琇}《好云楼初集》，中有赠医士费晋卿明经诗，语殊警惕。咸丰中，回卿督学江苏，知江苏有二名医，一为阳湖吴仲山^{斐融}，居印墅；一为武进费晋卿^{伯雄}，居孟河城。遂并访之。吴以回卿未有子，投补剂为嗣育计。费谓回卿肝阳过旺，心肾两亏，投以养心平肝之剂。回卿主费说，因赠以诗云：儒林与文苑，千秋照简编，岂无艺术传，别表冠世贤，华佗许颖宗，妇孺惊若仙，本草三千味，《难经》八十篇，格致即圣学，名与精神传，况用拯危殆，能夺造化权，活人较良相，未知谁后先。莘渭①不巷遇，只手难回天。孟城一匹夫，所值蒙生全，日济什百人，功德几万千。大哉农轩业，托始尧舜前。

诊法

寇宗奭云：凡看妇人病，入门先问经期。张子和云：凡看妇病，当先问娠。又云：凡治妇病，不可轻用破气行血之药，恐有娠在疑似间也。彭用光②云：凡看产后病，须问恶露多少有无，此妇科要诀也。沈芊绿云：婴儿脏气未全，不胜药力，周岁内非重症，勿轻易投药，须酌法治之，即两三岁内，形气毕竟嫩弱，用药不可太猛，峻攻峻补，反受药累。此幼科之要诀也。王洪绪云：痈与疽截然两途，红肿为痈，治宜凉解；白陷为疽，治宜温消。又云：惟疔用刺，其余概不轻用刀针，并禁升降痛烂二药。此外科要诀也。

《伤寒论》六经提纲，大半是凭乎问者，至如少阳病口苦咽干目眩，及小柴胡汤症往来寒热，胸胁苦满，默默不欲饮食，心烦喜呕等，则皆因问而知，此孙真人所以未诊先问也。

【点评】中医诊断学历史悠久，扁鹊就以"切脉、望色、听声、写形"等为人诊病。《黄帝内经》和《难经》奠定了望、闻、问、切

---

① 莘渭：此代指伊尹。莘，有莘；渭，渭水。商代伊尹初隐时耕于有莘之野。《孟子·万章》："伊尹耕于有莘之野，而乐尧舜之道焉。"太公望(姜姓，吕氏，名尚)钓于渭滨，周文王出猎遇之，载归，立为师。
② 彭用光：原误作"彭用先"，据文义改。彭用光，明代庐陵人，著《体仁汇编》《试效要方》。

四诊的理论基础和方法，并且提出诊断疾病必须结合致病的内外因素全面考虑。《伤寒杂病论》把病、脉、证、治结合起来，做出了诊病、辨证、论治的规范。明清时期，张介宾以阴阳为纲提出了两纲六变的辨证法，并创立"十问歌"，对近代中医诊断学影响深远。

脉

大肠脉候左寸，小肠脉候右寸，此《脉诀》之言也。自滑伯仁候大小肠于两尺，李士材称为千古只眼①，后人遂皆信之。余考汪石山《脉诀刊误》，辨正叔和之说甚多，而独于左寸候心、小肠，右寸候肺、大肠，未尝以为非，谓以腑配脏，二经脉相接，故同一部也。又昌邑黄坤载元御，谓脉气上行者，病见于上，脉气下行者，病见于下。手之三阳，从手走头，大小肠位居至下，而脉则行于至上，故与心、肺同候于两寸。其说亦精，可正滑说之误。

杨仁斋谓脉沉细、沉迟、沉小、沉涩、沉微之类，皆为阴；沉滑、沉数、沉实、沉大之皆为阳。一或误施，死生反掌。余谓亦有不尽然者，按《名医类案·火热门》，壶仙翁治风热不解，两手脉俱伏，时瘟疫大行，他医谓阳证见阴不治，欲用阳毒升麻汤升提之。翁曰：此风热之极，火盛则伏，非时疫也，升之则死矣。投连翘凉膈之剂，一服而解。又按《脉诀歌》②谓伤寒一手脉伏曰单伏，两手曰双伏，不

---

① 只眼：比喻独特的见解。
② 《脉诀歌》：即李时珍《濒湖脉学》。

可以阳证见阴为诊，乃火邪内郁，不得发越，阳极似阴，故脉伏，必有大汗而解。时证见此脉不少，习医者宜审之，不可专主杨氏之说而为所误也。

【点评】杨仁斋在《仁斋直指方论·诸阴诸阳论》中，将脉象分为阴阳表里，认为"阴病见阳脉者生，阳病见阴脉者死"。《难经·十八难》："伏者，脉行筋下也"。《脉经》指出"伏脉，重按着骨，指下裁动"。伏脉多认为属阴，如《诊家正眼》中论述"伏脉为阴，受病入深"。李时珍《濒湖脉学》则认为伤寒见伏脉为火邪内郁，不可以用热药发汗。

仲景《伤寒》论结胸热实，脉沉而紧，心下痛，按之石硬者，大陷胸汤主之。《金匮》论：寒疝绕脐痛，若发则白津出，手足厥冷，其脉沉紧者，大乌头煎主之。同一沉紧之脉，一则属热，一则属寒，然则临证者，岂可专凭脉乎？

【点评】辨证论治当以四诊合参，不应拘泥于脉法，当根据临床实际，选择舍脉从证或舍证从脉。

《上海县志·艺术门》载：姚蒙善医，尤精太素脉，邹来学巡抚召之视疾。姚曰：公根器上有一窍出汗水。邹大惊曰：此余秘疾，汝何由知？姚曰：以脉得之，左关滑而缓，肝第四叶有漏通下故也。邹求药，曰：不须药，到南京便愈。以手策之曰：今是初七，约十二日可到。邹即行，果十二日晨抵南京而卒。夫预决死期，脉理精者能之，至因关脉之滑而缓，知其有漏通下，恐无是事也。《志》书好为夸张之辞，往往若是。

【点评】太素脉命名之义取《列子》"太素者，质之始也"。实则是依托脉象以测人吉凶休咎的占卜之术。《剧谈录》曰："咸通、乾符中，京师医者续坤颇得秦和之术，评脉知吉凶休咎。"此说见于唐代，北宋时开始流行，清代徐灵胎在《医学源流论》中斥其"荒唐"。

李东璧《奇经考》云：凡八脉不拘制于十二正经_{无表里配合}，故谓之奇。盖正经犹夫沟渠，奇经犹夫湖泽，正经之脉隆盛，则溢于奇经，故秦越人比之天雨降下，沟渠溢满，霶霈妄行，流于湖泽。按此则奇字当读作奇偶之奇_{无表里配合}，有读作奇正之奇者，非也。

脉象虚实疑似之间，最难审察。易思兰[1]治一产妇医案有云：凡诊脉遇极大极微者，最宜斟酌，如极大而无力，须防阳气浮散于外；如极微之脉，久久寻而得之，于指稍稍加力，按之至骨愈坚牢者，不可认作虚寒。今此症六部皆无脉，尺后则实数有力，所谓伏匿脉也。阳匿于下，亢之极矣，岂可泥于产后禁用寒凉哉？其辨别脉象，至为精细，为医者当熟复其言。

【点评】产妇医案见《续名医类案·产后·火热门》。该产妇以食胡椒炒鸡为补，遂病吐逆清水。复以姜、椒煎饮，口气渐冷，四肢发厥，腹中冷气，有时战栗。初诊六脉俱无，然细察足后脉实数有力，左右皆同，且有便秘溺赤、唇焦颊赤、气壮言高等实热之证。脉证合参，断为火极似水，阳竭阴浮之象。

鬼祟之脉，忽大忽小，忽数忽迟；虫症之脉，乍大乍小，盖皆无

---

[1] 易思兰：易大艮，字思兰，明代医家。

一定之形也。至若气郁痰壅之症，每因脉道不利，迟数不调，最宜审察。虚者之脉亦有至数不齐者。《汪石山医案》一人患泄精，脉或浮濡而驶，或沉弱而缓，汪曰：脉之不常，虚之故也。用人参为君，加至五钱而病愈。

【点评】古时对病因不明的疾病，多责之邪鬼作祟，《名医类案》设"邪祟"门，其证脉象多见大小缓急无常。如李士材治章氏女昏不知人，以苏合丸灌醒后，此女狂言妄语，左脉七至，大而无伦，右脉三至，微而难见，两手如出两人，李氏云"此祟凭之脉也"。虫症之脉，多见大小无定。《续名医类案》载陆肖愚治陈曙光患饥，必食肉方解，初食时满心攒痛。肌削骨立，脉六部皆弱，而浮沉、大小、迟数不等，面黄而带青纹，曰："此患虫也"。气郁痰壅证的脉象比较复杂，如元代王中阳《泰定养生主论》曰："痰凝气滞，关格不通，则其脉固有不动者；有三两路乱动，时有时无者，或尺寸一有一无者；有关脉绝骨不见者，或时动而大小不常者；有平居之人忽然而然，有素禀痰病不时而然者，有僵仆暴中而然者，皆非死脉也。"

脉有六阴①，亦有反关②，诊病者均宜详审。吴郡某医有声于时，一达官新纳姬人，忽患心痛，痰涌手厥。某诊其两手无脉，辞不治，易医诊脉，知是反关，一剂而愈，某之名望顿减。

---

① 脉有六阴：明·吴崑《脉语·老少风异》："壮者脉细而和缓，三初同等，此天禀之静，清逸之士也，名曰阴脉。"六阴脉指左右手之寸、关、尺脉俱细缓。
② 反关：《脉语·反关脉》："反关脉者，脉不行于寸口，由列缺络入臂后手阳明大肠经也，以其不顺行于矢上，故名曰反关。有一手反关者，有两手反关者，此得于有生之初已然，非为病也。诊法皆同。"故反关脉属生理结构之异常，非有疾之脉。

明王文恪①公《震泽长语》云：徐文定②公为詹事时，至苏城，闻王时勉明医也，令诊之。时勉既诊，以公脉有歇至，不敢言，公曰：吾脉素有异。时勉曰：如是无妨。然则脉又有歇至而非为病，临症者可不详察乎？钱塘梁氏《玉绳瞽记》谓近有人只一手有脉，一手无脉，此理殊不可晓，此又临症者所当知也。

《汪石山医案》载：王宜人产后因沐浴，发热呕恶，渴欲饮冷水瓜果，谵语若狂，饮食不进。体丰厚不受补，医用清凉，热增剧。石山诊之，六脉浮大洪数，曰：产后暴损气血，孤阳外浮，内真寒而外假热，宜大补气血。与八珍汤加炮姜八分，热减大半。病患自知素不宜参、芪，不肯再服，过一日复大热如火，复与前剂，潜加参、芪、炮姜，连进二三服，热退身凉而愈。此段病情脉象，无一可以用温补者，医安得不用清凉？迨服清凉而热增剧，始知其当用温补。然非如汪之有胆识，亦不能毅然用之。再其脉虽浮大洪数，而按之必无力，与易思兰所云见前相合，此可于言外得之。

【点评】发热欲冷饮，六脉浮大洪数，多见于阳热证。《素问·至真要大论》"病机十九条"中认为"诸躁狂越，皆属于火"。刘河间在《素问玄机原病式》中提出："谵妄歌唱，骂詈癫狂，皆为热也。"故前医治以清凉，然，妇人产后有多虚多瘀的特点，临证需详查，明辨真假。

元和江艮庭声《论语俟质》谓：孔子圣无不通，焉有不知医者。自

---

① 王文恪：王鏊（1450—1524），字济之，谥文恪。
② 徐文定：徐光启（1562—1633），字子先，号玄扈，圣名保禄，谥文定。王氏生卒早于徐氏，此处记录存疑。

牖执手，切其脉也；既切脉而知其疾不治，故曰亡之，命矣夫①。其说未经人道，然《礼记》疏有《夫子脉诀》之说，则江说亦自有因。况疾为子之所慎②，岂慢以任之医人而不究其理乎？或谓孔子既知医，何以康子馈药而曰未达③？余曰：药当是丸散之类，不知其为何物，即知之而莫辨其种之善否，故曰未达，不敢尝。

《魏书·术艺列传》：显祖欲验徐謇之所能，置诸病患于幕中，使謇隔而脉之，深得病情，兼知色候。后高祖疾大渐④，謇诊治有验，酬赉⑤甚渥，下诏有诚术两输，忠妙俱至之语，其艺可谓精矣。乃文诏皇太后之怀世宗也，梦为日所逐，化为龙而绕后，后寤而惊悸，遂成心疾，王显诊脉云：非有心疾，将是怀孕生男之象。而謇则谓是微风入脏，宜进汤加针⑥。所谓智者千虑，必有一失，医道真不易言也。

脉数时一止为促，促主热，然亦有因于寒者，如伤寒脉促，手足厥逆，可灸之。注家谓真阳之气本动，为寒所迫，则数而促也。脉缓时一止为结，主寒，然亦有因于热者，如太阳病身黄，脉沉结，少腹硬，小便利，其人如狂者，血证谛也，抵当汤主之。注家谓湿热相搏，脉缓为湿，所以里湿之脉当见沉结也。观此益知临症者不可专凭脉矣。

---

① 亡之，命矣夫：《论语·雍也》："伯牛有疾，子问之，自牖执其手，曰：亡之，命矣夫。斯人也而有斯疾也！斯人也而有斯疾也！"
② 疾为子之所慎：《论语·述而》："子之所慎，齐、战、疾。"
③ 康子馈药而曰未达：《论语·乡党》："康子馈药，拜而受之。曰：丘未达，不敢尝。"
④ 大渐：病危。
⑤ 酬赉（lài 赖）：赠予。
⑥ 此事见《魏书·王显传》。

用药

徐之才十剂：宣、通、补、泄、轻、重、滑、涩、燥、湿。王好古补二种。曰：寒可去热，大黄、芒硝之属是也；热可去寒，附子、官桂之属是也。药之用已无遗。《心印绀珠经》标十八剂之目，曰：轻、解、清、缓、寒、调、甘、火、暑、淡、湿、夺、补、平、荣、涩、温、和，则繁而寡要矣。

郑康成《周官·疾医》注：五谷，麻、黍、稷、麦、豆。《素问》以麦、黍、稷、稻、豆为五谷，分属心、肝、脾、肺、肾，治病当从之。《程杏轩医案辑录》治胸脘胀痛，泛泛欲呕，食面尚安，稍饮米汤，脘中即觉不爽。谓肝之谷为麦，胃弱故米不安，肝强故麦可受，当用安胃制肝法，此得《内经》之旨者也。

【点评】《程杏轩医案辑录》叶振标翁证息似隔非隔："肝主怒，怒则伤肝；脾主思，思则伤脾。病缘情志不适，初患上焦痞闷嗳噫，此肝气横逆，阻其胃降而然。医者不察，浪投槟榔、枳、朴，损伤胃气，转致胸脘胀痛，泛泛欲呕，食面尚安，稍饮米汤，脘中即觉不爽，纠缠三载，似隔非隔，百计图之，总不见效。《经》云：肝在地为木，其谷麦。不能食谷，而能食麦者，肝强胃弱之故也。盖胃弱故谷不安，肝强故麦可受耳，安胃制肝，法当不谬。但证属情志内伤，未可全凭药力，张鸡峰以为神思间病，当内观静养。"

名家治病，往往于众人所用方中加一味药，即可获效。如宋徽宗食冰太过患脾疾，杨吉老进大理中丸，上曰：服之屡矣。杨曰：疾因食冰，请以冰煎此药。是治受病之源也，果愈。杜清碧病脑疽，自服防风通圣散数四①，不愈。朱丹溪视之曰："何不以酒制之？"清碧乃悟，服不尽剂而愈。张养正治闻教谕羸疾，吴医皆用三白汤无效，张投熟附二三片，煎服即瘥。缪仲淳治王官寿遗精，闻妇人声即泄，瘠甚欲死，医者告术穷，缪之门人以远志为君，莲须、石莲子为臣，龙齿、茯神、沙苑蒺藜、牡蛎为佐使，丸服稍止，然终不断，缪加鳔胶一味，不终剂即愈。叶天士治难产，众医用催生药不验，是日适立秋，叶加梧桐叶一片，药下咽即产。嘉定何弁伯患呕吐，医用二妙丸不效，徐灵胎为加荼子四两，煎汤服之遂愈。因其病荼积，故用此为引经药。略识②数条，以见治病者，必察理精而运机敏，始能奏捷功也。

邹润庵治一人暑月烦满，以药搐鼻不得嚏，闷极，遂取药四五钱匕服之，烦满益甚，昏不知人，不能言语，盖以药中有生半夏、生南星等物也。邹谓南星、半夏之毒，须姜汁乃解，盛暑烦懑，乌可更服姜汁？势必以甘草解之，但其味极甘，少用则毒气不解，服至一二钱，即不能更多，因以甘草一斤，蒸露饮之，饮尽而病退。凡病者畏药气之烈，恶药味之重，皆可仿用此法。陈载庵尝治一人，热甚喉痛，用甘草、桔梗、连翘、马勃、牛蒡、射干、元参等味，其人生平饮药即呕，坚不肯服而病剧，又不能不进药，乃令以药煎露，饮二十余碗而全愈。

许允宗治王太后病风不能言，以防风、黄芪煎汤数斛，置床下熏

---

① 数四：犹言再三再四，多次。原与后文"不愈"成句，今据文义改。
② 识（zhì 志）：记载。

蒸，使口鼻俱受，此夕便得语。陆严治徐氏妇，产后血闷暴死，胸膈微热，用红花数十斤，大锅煮汤，盛木桶，令病者寝其上熏之，汤气微，复进之，遂得苏，此善师古法者也。李玉治痿，谓病在表而深，非小剂愈。乃熬药二锅，倾缸内稍冷，令病者坐其中，以药浇之，逾时汗大出，立愈，则又即其法而变化之。医而若此，与道大适矣。

吴人畏服重药，马元仪预用麻黄浸豆发蘖，凡遇应用麻黄者，方书大黄豆卷，俾病家无所疑惧<small>当时治病，皆于医家取药</small>。徐灵胎治张某病，当用大黄，恐其不服，诡言以雪虾蟆①配药制丸，与服得瘥。可想见良工心苦，非拘方之士所能及也。

病有因偏嗜食物而成者，非详问得之，奚由奏效？前人治验，略志数则，以资玩索。朱丹溪治叔祖泄泻，脉涩而带弦，询知喜食鲤鱼，以茱萸、陈皮、生姜、砂糖等药探吐胶痰而泻止。林学士面色顿青，形体瘦削，夜多惊悸，杜某询知喜食海蛤，味咸，故心血衰，令多服生津液药而病愈。富商患腹胀，百药无效，反加胃呕食减尫羸，一草泽医询知夏多食冰浸瓜果，取凉太过，脾气受寒，医复用寒凉，重伤胃气，以丁香、木香、官桂健脾和胃，肺气下行，由是病除。赵尹好食生米而生虫，憔悴萎黄，不思饮食，用苍术米泔水浸一夜，剉焙末，蒸饼丸，米汤下而愈。吴孚先治长夏无故四肢厥冷，神昏不语，问之曾食猪肺，乃令以款冬花二两，煎汤灌之而瘥，盖所食乃瘟猪肺也。沈绎治肃王嗜乳酪获疾，饮浓茶数碗，荡涤膈中而愈。薛立斋治一老人，似痢非痢，胸膈不宽，用痰、痢等药不效，询知素以酒、乳同饮，为得酸则凝结，得苦则行散，逐以茶茗为丸，时用清茶

---

① 雪虾蟆：《药性考》云："雪里虾蟆性热微辛，壮阳却冷，痿弱能兴。"《忆旧游诗话》："巴里坤雪山中有之，医家取作性命根源之药。军中人争买之，一枚价至数十金，且不易得也。朱迟谷曾于吴门见之，云遍身有金线纹，其形绝似虾蟆。"

送三五十丸，不数服而瘥。吴廷绍治冯延巳脑中痛①，询知平日多食山鸡、鹧鸪，投以甘草汤而愈。杨吉老治杨立之喉痛溃烂，饮食不进，询知平日多食鹧鸪肉，令食生姜一片，觉香味异常，渐加至半斤余，喉痛顿消，饮食如故。梁新治富商暴亡，谓是食毒，询知好食竹鸡，令捣姜掖汁，折齿灌之而苏。某医治一妇面生黑斑数点，日久满面俱黑，询知日食斑鸠，用生姜一斤切碎研汁，将滓焙干，却用生姜煮汁，糊丸食之，一月平复。盖山鸡、鹧鸪、竹鸡、斑鸠皆食半夏，故以解其毒也。沈宗常治庐陵人胀而喘，三日食不下咽，视脉无他，问知近食羊脂，曰：脂冷则凝，温熨之所及也。温之得利而愈。

【点评】朱丹溪治叔祖泄泻案中，论其病因为"积痰在肺"，"肺为大肠之脏，宜大肠之本不固也，当与澄其源而流自清"。考方中尚有青葱、蒨苜根。利止后，又予平胃散加白术、黄连。林学士案，杜某认为病因为多食盐导致心血虚衰。《素问·阴阳应象大论》中云"咸伤血"，王冰注："食咸而渴，伤血可知"。

治痼病、宿病有不能求速愈者，如朱丹溪治虚损瘦甚，右胁下痛，四肢软弱，用二陈汤加白芥子、枳实、姜炒黄连、竹沥，八十贴而安。祝仲宁治脚膝痹痛，服清燥汤百剂而愈。此类甚多，当初服数剂时，必不见效，非信任之深，谁能耐久乎？吁！世之延医治病，往往求其速效，更易医者，杂投方药而病转增剧，盖比比然矣。

袁随园作《徐灵胎先生传》有云：张雨村儿生无皮，先生命以糯米作粉糁其体，裹以绢，埋之土中，出其头，饮以乳，两昼夜而皮

---

① 脑中痛：陆氏书原作"胸中痛"。考《南唐书》《十园春秋》《焦氏笔乘》引《江表志》及《名医类案·中毒》，皆作"脑中痛"，据改之。

生。此盖有所本也，元危亦林《得效方》，生子无皮，速用白早米粉干扑，候生皮方止。明葛可久治舟人生子身无全肤，令就岸畔作一坎置其中，以细土隔衾覆之，且戒勿动，久之生肤，盖其母怀妊舟中，久不登岸，失受土气故也。徐参用二法而得效，洵乎医之贵博览也。

治妇人肝症，每用疏泄攻伐之药，而不知阴受其伤。治小儿惊风，每用香窜镇重之剂，而不知隐贻之害。治肝莫善于高鼓峰之滋水法，治风莫善于吴鞠通之《解儿难》，洵可以挽积弊，拯生命也。

世人袭引火归原之说以用桂、附，而不知所以用之之误，动辄误人。今观秦皇士所论，可谓用桂、附之准，特录于此。赵养葵用附、桂辛热药，温补相火，不知古人以肝肾之火喻龙雷者，以二经一主乎木，一主乎水，皆有相火存其中，故乙癸同源。二经真水不足，则阳旺阴亏，相火因之而发，治宜培养肝肾真阴以制之。若用辛热摄伏，岂不误哉？夫引火归原而用附、桂，实治真阳不足。无根之火，为阴邪所逼，失守上炎，如戴阳阴躁之症，非龙雷之谓也。何西池曰：附、桂引火归原，为下寒上热者言之，若水涸火炎之症，上下皆热，不知引此火归于何处？此说可与秦论相印证。龙雷之火，肝肾之真阴不足，肝肾之相火上炎，水亏火旺，自下冲上，此不比六淫之邪，天外加临，而用苦寒直折，又不可宗火郁发之而用升阳散火之法，治宜养阴制火，六味丸合滋肾丸及家秘肝肾丸地黄、天冬、归身、白芍、黄柏、知母，共研细末，元武胶为丸之类是也。

病有上下悬殊者，用药殊难。《陆养愚医案》有足以为法者，录之。陆前川素患肠风便燥，冬天喜食铜盆柿，致胃脘当心而痛。医以温中行气之药疗其心痛，痛未减而肠红如注，以寒凉润燥之药疗其血，便未通而心痛如刺。陆诊其脉，上部沉弱而迟，下部洪滑而数，曰：此所谓胃中积冷，肠中热也。用润字丸三钱，以沉香衣其外，浓煎姜汤送下二钱，半日许，又送一钱，平日服寒凉药一过胃脘，必痛如割，今两次丸药，胸膈不作痛，至夜半大便行，极坚而不甚痛，血减平日十之六七，少顷，又便一次，微痛而血亦少，便亦不坚。清晨又解溏便一次，微见血而竟不痛矣。惟心口之痛尚未舒，因为合脏连丸，亦用沉香为衣，姜汤送下，以清下焦之热而润其燥，又用附子理中料为散，以温其中，饴糖拌吞之，以取恋膈，不使速下，不终剂而两症之相阻者并痊，此上温下清之治法也。卢绍庵曰：丸者，缓也，达下而后溶化，不犯中宫之寒。散者，散也，过咽膈即消溶，不犯魄门之热。妙处在于用沉香、饴糖。

陈曙仓室人咳嗽吐痰有血，夜热头眩，胸膈不舒，脚膝无力，医用滋阴降火药已半年，饮食渐少，精神渐羸。诊其脉，两寸关沉数有力，两尺涩弱而反微浮，曰：此上盛下虚之症。上盛者，心肺间有留热瘀血也；下虚者，肝肾之气不足也。用人参固本丸，令空腹时服之；日中用贝母、苏子、山楂、丹皮、桃仁、红花、小蓟，以茅根煎汤代水煎药，服之十帖，痰清血上，后以清气养营汤茯苓、白芍、归身、川芎、木香、白豆蔻、陈皮、黄连与固本丸间服。三月后病瘥而受孕。此上清下补之治法也。

物性有相忌者，即可因之以治病。如铁畏朴硝，张景岳治小儿吞铁钉入腹内，用活磁石一钱、朴硝二钱，并研末，熬熟猪油加蜜和调，与之吞尽，遂裹护铁钉从大便解下。豆腐畏莱菔，《延寿书》云：有人好食豆腐中毒，医不能治，作腐家言莱菔入汤中，则腐不成，遂以莱菔汤下药而愈。菱畏桐油，《橘旁杂论》云：一医治某嗜菱食之过多，身热胸满，腹胀不食，病势垂危，知菱花遇桐油气辄萎，因取新修船上油滞作丸，入消食行气药中与服，即下黑燥粪而痊。此类尚多，未能缕举，习医术者，诚不可不博识多闻也。

卷 二

古人

京师先医庙，始于明嘉靖间按：元贞元间建三皇庙，内祀三皇，并历代名医十余人，至是始定为先医庙，本朝因之。中奉伏羲，左神农，右黄帝，均南面；句芒、风后，东位西向；祝融、力牧，西位东向。东庑僦贷季、天师岐伯①、伯高、少师、太乙雷公②、伊尹、仓公淳于意、华佗、皇甫谧、巢元方、药王韦慈藏、钱乙、刘宗素、李杲，皆西向。西庑鬼臾区、俞跗、少俞、桐君、马师皇、神应王扁鹊、张机、王叔和、抱朴子葛洪、真人孙思邈、启元子王冰、朱肱、张元素、朱彦修，皆东向。以北为上。岁以春、冬仲月上甲，遣官致祭。按韦慈藏名讯道，唐人，施药济世，因有药王之称。今世俗之祀药王者，塑像为卉服，而以王为皇，未知出何典故。渤海秦越人受桑君之秘术，遂洞明医道，以其与轩辕时扁鹊相类，乃号之为扁鹊，又家于卢国，乃命之曰卢医。世或以卢扁为二人，谬矣。语见杨元操《集注难经》序。

凡为名医，必有传授之师，如孙文垣—奎之师黄古潭，张景岳介宾之师金梦石，此皆青出于蓝，而师之各转赖徒以传。汉张仲景称医中

---

① 天师岐伯：《素问·上古天真论》："昔在黄帝……乃问于天师。"王冰注："天师，岐伯也。"

② 太乙雷公：《史记·封禅书》："天神贵者太乙。"后人多将太乙与雷公联系，称太乙雷公。如针灸中之雷火神针，又名太乙神针。

之圣，其师为张伯祖，自非仲景，谁复知有张伯祖哉？传道贵得其人，非独圣门为然矣。

张仲景，医中之圣也；华元化，医中之仙也。二人同时，范氏只为元化作传，乌得称良史乎？

明代以医名而为显官，名列史传者有二人，曰许绅，曰王纶。许官尚书，因医而始显者也；王官巡抚，既显而犹医者也。然许能拯世宗于已绝事见《明史》，而《野获编》《今言》所载较详。《野获编》云：嘉靖壬寅年，上寝于端妃所。宫婢杨金英等相结行弑，用绳系上翻，布塞上口，以数人踞上腹，绞之已垂绝矣。幸诸婢不谙绾结之法，绳股缓不收。户外闻咯咯声，孝烈皇后率众人解之。《今言》云：西苑宫人之变，圣躬甚危，绅用桃仁、红花、大黄诸下血药，辰时进之，未时忽作声，去紫血数升，申时遂能言，又三四剂，平气活血药，圣躬遂安。次年，绅以用药惊忧，病死。而不能自疗其惊悸《明史》：绅得疾，曰曩者宫变，吾自分不效必杀身，因此惊悸，非药石所能疗也。王所在治疾，无不立效，而不能自知服药之误《续名医类案》：节斋得心腹疾，访峨眉道者治之，道者问：公于服饵，有生用气血之物焙制未彻者乎？曰：有之，常服补阴丸数十年矣，中用龟甲，酒炙而入之。曰：是矣，宜亟归。节斋遽投檄归，至吴阊，下赤色小龟无数而卒。医岂易为哉？

【点评】王纶所患虫疾之事，明代冯梦祯《快雪堂漫录》中亦有记载："王节斋先生素工医，抚蜀时，患虫病。访知青城山有隐者能治，召之不来，乃躬造之。一宿，隐者脉之云：此虫病也。问：何以致此？乃诘其尝所服药，云素服补阴丸。曰：是矣，其虫乃龟板所致。龟久生之物，惟败板入药，不得已用生解者，须酥炙极透，应手如粉者良。少坚，得人之生气，其生气复续，乃为虫耳。此非药饵所治。公自今寿尚三年也，犹及生子。公遂归，三年生子而卒。龟板良药，制法一乖，取祸如此，以节斋之善医，尚有此失，医可轻言哉！"冯氏所记，谓龟板制不得

法，食之生虫，而《续名医类案》云"下赤色小龟无数"，则为
失实。

《元史·方技传》医家仅列李东垣，言其学于《伤寒》，疡疽眼目
为尤长，而不及脾胃，载治验有六，皆不详其所用之药。史例大率如
此，然而略矣。

道士知医最著名者，有崔紫虚；僧则有深师、荆山浮图师、慎柔
和尚；宦官则有罗太无知悌；妇女则有胡宗仁之母徐氏、妻李氏。医
任死生之重，而通性命之微，固无人不当学也，特非尽人所能学耳。

上古俞跗治病，能割皮解肌，湔洗肠胃，漱涤五脏，华元化犹传
其术。史所称刳破腹背、抽割积聚是也。华以后能之者无闻焉，虽有
弟子吴普、樊阿，不尽其奥。岂神奇之术，非其人勿传欤？

《续名医类案》卷三十《奇疾门》钱国宾案注云：钱塘人，万历时
人，有《寿世堂医案》四十则，多奇疾，乃刻本。由杭太史董甫处借
得。凡三十二字①，阁本无。魏氏家藏本有《奇疾门》钱论肉行一症，
可补《瘟疫》诸书之缺。云：癸亥②冬，山海③天行时疫，病者头痛发
热，恶心口渴，神昏欲寐，四肢不举，其肉推之则一堆，平之则如
故。医有作伤寒者，有作时气者，投以发散药，无不加重，死者数
百，时督师阁部孙及赞画④各伤一仆。至乙丑春，钱之关门谒太师，
谈次问及，曰：此症天行时疫，名肉行，人肉属土，土燥则崩，土湿

---

① 凡三十二字：钱案注文实仅 31 字。
② 癸亥：即明天启癸亥年(1623)。
③ 山海：据《续名医类案》，应为"山海关"。
④ 督师阁部孙及赞画：督师阁部孙即孙承宗，后追赠太师，即下文所及之太师。赞
画，又称"宣赞""宣赞舍人"，明代职官名。

则流①。其邪感于血脉肌肉，不比伤寒所治，古今医集不载，止于《官邸便方》见此异症一款。因人血枯，而感天时不正之气，当大补血，用首乌、枸杞、归、地等味，少加羌活风药，足以应病矣。若经发散，立死无疑。又治足跟响至头，声如雷，诊脉五部皆和，独肾尢大，举之始见，按之似无，乃肾败也。肾经自足走头，肾主骨，肾虚则体空，空则鸣，所以骨响。以六味丸加紫河车膏、虎骨膏、猪髓、枸杞、杜仲服之愈。又治两膊红十数条，头粗尾尖腹大，长尺许，阔寸许，曰：此青蛇异气②，不急治，蛇形入腹而死，或生大小腿，如头向上，故入腹亦死。以针挑破头尾，使其不走，流出恶血，又研明雄黄，唾调涂患处，内服清凉败毒散而愈防风、荆芥、白芷、羌活、黄芩、黄连、金银花、槐子、甘草、当归、生地各一钱③。观此，则钱亦当时名手，而今罕有知之者，不有《续名医类案》，不几湮没无传乎？

《古今医案类按》云：高果哉先生，乃王金坛之高弟，《准绳》序中所谓嘉善高生隐士也。余童时习闻父老传诵其治病如神。著有《医林广见》及《杂症》二书，未曾刊印，得之者珍如拱璧。又有《医案》数卷，立方颇多奇巧，然险峻亦难轻试。略选数条，以存吾邑文献。其卷七一条云：魏子一患嘴唇干燥，自服麦冬一两、生地四钱、元参二钱、五味一钱、甘草六分、乌梅三个，虽有小效，而病根不去。高云：此症宜用神水，其法以铅熔化，散浇于地成薄片，取起，剪作长条数块，以一头钻眼悬吊于锅，锅内置烧酒，烧酒之上仰张一盆，与铅片相近，锅下燃火，使酒沸而气上冲于铅片，铅片上有水滴下盆

---

① 土湿则流：是案王士雄按曰："土湿则流，深中肯綮，何以不用治湿热之药？"

② 此青蛇异气：原案作"青蛇气，异毒也"。

③ 此钱氏治湖州邬阿两案。原方中有连翘，陆以湉漏书之，今补。又王士雄按："此即世称蛇缠证之甚者，浙东人名曰缠身龙"。

内，谓之神水，取服之。以此水从下而上，能升肾中之水，救上之干燥也。按：《本草纲目》所载神水，指五月五日午时竹竿中雨水，其主治亦异，此可以补方书之缺，特录之。

【点评】此处神水，见《本草纲目》"神水"条，李时珍引《金门记》曰："五月五日午时，有雨，急伐竹，竿中必有神水，沥取为药。"神水气味甘寒，无毒。时珍曰："主治心腹积聚及虫病，和獭肝为丸服。又饮之清热化痰，定惊安神。"

今人

吾里张云寰先生_{季瀛，桐乡县人}，医学深邃，求治者门常如市。余表兄周_{士勋}，夏日身热不退，脉虚自汗，医用清暑药不效。先生诊之曰：口不渴，舌少苔，且神气虚弱，乃火虚证也，再服清暑药脱矣！投以八珍大补之剂获愈。其子铁葫上舍①_禾，亦精医理，诊病胆识绝人。有乡农病喘十余日，服药不效，登门求治，令服小青龙汤。乡农有难色，张曰：服此药二剂，仍不得卧者，余甘任其咎。乡农去，家人讶其失言，张曰：彼喘而延至十余日不死，非实症不能，又何疑焉？阅数日，乡农复来，则病果瘳矣。

临海洪蓂园孝廉_{裕封}，精医理，常言古方书如《伤寒》《金匮》，今方书如《临证指南》，诚能专心玩索，诊疾自能奏功。台郡少良医，由于昧所适从，仅读《药性赋》《汤头歌括》及《医宗必读》等书耳。其

---

① 上舍：监生的别称。

治病每以古方获效。文参军之子患暑症，初微恶寒，后壮热汗出，嗳气腹痞，口干渴，面肿头痛，大小便少。医用葛根、桔梗、制半夏、薄荷、佩兰、赤苓、通草、杏仁、芦根等药，渐觉气急神昏。菉园诊之，谓脉大舌黄，是白虎汤症也。投一剂，诸症皆减，改用鲜石斛、黄连、生甘草、金银花、瓜蒌实等味而痊。张明经患春温，恶寒发热，喉烂，医用甘、桔、荆、防、牛蒡等味，病不减，菉园投以黄芩汤加连翘壳、杏仁，一剂获愈。此真善用古方者。

　　嫡兄星槎先生瀚，少好学，以多病兼玩医书，久而精能。宰化县①，年老罢官，贫不能归，乃悬壶于会城顺德县。县令徐某之子夏月泄泻，服清暑利湿药不效，渐至发热不食，神疲息微。徐年已暮，只此一子，计无所出，延兄求治，兄曰：此由寒药伤脾，阳虚欲脱，宜进温药以救之。因用附子理中汤。徐疑不敢服，兄曰：此生死关头，前药已误，岂可再误？设此药有疏虞，我当任其咎。服药诸症俱轻，连进数剂全愈。徐大喜，倾囊厚赠，复为乞援同寮②，因得全家归里。兄著有《制方赘说》行世。

　　钱塘吕�村司马③震名，官湖北，有政声，忽动归思，侨居吴门，为人治疾多获效。潘太史④遵祁病瘅，服茵陈汤不效，服平胃散又不效，脘中若藏井底泥，米饮至前辄哕，吕诊之曰：湿固是已，此寒湿，宜温之。与五苓散加附子。药下咽，胸次爽然。方氏子伤寒疾革，议用牛黄清心丸，吕曰：邪在腑，上蒙心包，开之是揖盗也，宜急下存阴。投以犀连承气汤，一服病愈。叶氏女周岁，遘疾将殆，仰

---

① 宰化县：治理化县。宰，治理；化县，即今广东省化州市。
② 同寮：即同僚。
③ 司马：州府长官的副职。
④ 太史：翰林的别称。

卧，胸膈如阜，呻吟拒按。吕曰：此结胸也。服小陷胸汤立效。吕酷好医书，遍览百家，而一以仲景为宗，尝言仲景伤寒立法，能从六经辨证，则虽繁剧如伤寒，不为多歧所误，而杂症即一以贯之。其为医也，问切精审，不杂一他语，立方必起草，阅数刻始安。一家有病者数人，一一处之无倦容，暇辄手自撰论，阐发仲景之学，著有《伤寒寻源》行于世。

【点评】《金匮要略》云："病痰饮者，当以温药和之"。此乃治疗痰饮病之大法。吕氏以五苓散加附子，温化痰饮得效。

青浦何书田其伟，家世能医，初为诸生专于学，工古今体诗，未尝为医。自其父元长先生卒，念世业不可无继，稍稍为之，名大噪。有徐姓者，昏热发狂，力能逾墙屋，何曰：是邪食交结也。则其人果以酷暑食水浇饭，旋就柳阴下卧也。以大黄、枳实下之而愈。金泽镇某生，逾冠未婚，得狂疾，用牛黄清心加味法，而嘱其家人于煮药时覆女子亵衣于其上，两剂而愈。门人疑之，何曰：是阴阳易法，吾用之偶验耳。尝作医论诗云：治病与作文，其道本一贯。病者文之题，切脉腠理现。见到无游移，方成贵果断。某经用某药，一味不可乱。心灵则手敏，法熟用益便。随症有新获，岂为症所难。不见古文家，万篇局万变。此可见其生平所得力矣。

【点评】阴阳易法见于《伤寒论·辨阴阳易差后劳复病脉证并治》："伤寒阴阳易之为病，其人身体重，少气，少腹里急，或引阴中拘挛，热上冲胸，头重不欲举，眼中生花，膝胫拘急者，烧裈散主之。"《诸病源候论》："阴阳易病者，是男子、妇人伤寒病新瘥，未平复，而有之交接得病者，名为阴阳易也……所以呼为易者，阴阳相感动，其毒度著，如人之换易也。"此处煮药时覆女子亵衣，不足取信。

表兄周乙藜学博①士照，潜研医理，尝治分水典史②王某之妻，两臂挛不能举，面色黯淡，脉沉缓，诸药不效，令服活络丹数服即愈。后以治手臂、足腿挛肿之属寒湿者皆效。乙藜之戚张氏妇，体弱恶食，月信已停八月，就诊于苏州名医何氏诊之，云是经阻，令服通药，乙藜诊之曰：六脉滑疾，右寸尤甚，是孕也，且必得男。以安胎药与之，阅四月果生男。

乌程钮松泉殿撰福保之父晴岚封翁芳鼎，精外科术，贫者求治不取钱，且赠以药，制药不惜重值，拯治危症甚多。殿撰尤好岐黄书，在京师，每为人治愈危疾。尝治其同年之母，高年患痢，医用芍药汤不效，转益困笃，身热不食。殿撰询知病前曾多食蟹，诊脉左弦数，右数而弱，舌苔中黑，腹痛喜按。力排众议，专主热药，用熟附子八分、炮姜一钱、白芍一钱、吴茱萸五分、焦白术三钱、茯苓三钱、肉桂八分、炙甘草一钱、砂仁五分、陈皮五分、生姜二片，一剂痢稀热减，去茱萸、陈皮、加丁香、木香，二剂痢止，改用补中益气汤，加附、桂、炮姜全愈。殿撰有延医医案一册，名曰《春冰③集》，盖言慎也。

【点评】脉象左属阴，右为阳。脉左弦数、右数而弱，辨为久痢导致中气虚衰、虚阳外越。

---

① 学博：唐制，府、郡置经学博士各1人，职掌以五经教授学生，后泛称教官为学博。

② 分水典史：分水，旧县名，治所在今浙江省桐庐县西北分水镇。典史，知县下掌管缉捕、监狱的属官。

③ 春冰：春天的冰。因其薄而易裂，多喻指危险的境地或容易消失的事物，故有"盖言慎也"之谓。

吴江陈梦琴茂才_{希恕}，家居芦墟，其曾祖为诸生者名策，得外科秘方于外家潘氏，始为医。茂才幼好学，有声庠序间，壮岁家中落，母令习家学，可养生兼可治生，乃从其兄省吾上舍_{希曾}学，期年而业成，生平所治疾，悉录成为书，积三百二十二卷，手撮其要为十册，以训子侄。其婿沈沃之学博曰富，择取之，为《妇翁陈先生治疾记》，篇长不备录，录其尤者。一人无故舌出于口寸余，他医遵古方熏以巴豆烟，饮以清心脾药，不效。先生命取鸡冠血涂之，使人持铜钲立其后，掷于地，声大而腾，病者愕顾，而舌收矣。或问其故，先生曰：舌为心苗，心主血，用从其类，必鸡冠者，清高之分，精华所聚也，掷钲于地者，惊气先入心，治其原也_{以湉按：周真治妇，因产子舌上不收，以朱砂敷之，令以壁外堕瓦盆作声而舌收，此盖从其法化出。}

【点评】《名医类案·舌》载舌不收案，按语云："夫舌乃心之苗，此必难产而惊，心火不宁，故舌因用力而出也。今以朱砂镇其心火。又使倏闻异声以恐。《内经》曰：恐则气下。故以恐胜之也"。

先生治疾，以至之先后为序。一日，忽于众中呼一人前问所患，曰：臂有微肿。视之仅一小疱，先生潜谓同来者曰：此白刃疔，试视其额端已起白色，速归矣，危在须臾。其人方出门，面部白色渐趋口角，未至家死。徐氏子年二十余，四肢不举，昏昏欲寐，食后益甚，莫识其症，先生曰：是见《肘后方》，名曰谷劳，由饱食即卧而得。以川椒、干姜、焙麦芽为丸服之，遂瘳。有食鸦片烟者，遍体发疱，痛痒交作，抑搔肤脱，终日昏愦，语言诞妄。先生曰：此中毒之最甚者，寻常解法，恐不及济。用朱砂一两，与琥珀同研末，犀角磨汁，和三豆汤进之，神志顿清，遍体无皮，痛不可忍，复磨菖蒲、绿豆为粉尘粘席，乃得安卧，不半月愈。胡氏子咽痛气急，勺水不能下，或曰风温，或曰风痰。先生切其脉细微，手足清而脾滑，曰：虚寒喉痹也，用理中汤。观者皆骇相顾，先生曰：急服之，迟将不及，苟无效，余任咎耳。覆杯而平。

【点评】"谷劳"在《诸病源候论》中表述为"脾胃虚弱，不能传消谷食，使腑脏气痞塞，其状令人食已则卧，肢体烦重而嗜眠是也"。此处记载有误。

吾邑张梦庐学博千里，少工诗文，长精医术，家居后珠村，就诊之舟日以百计，医金所入，半赒亲友，不置生产，惟聚书数万卷而已。时长兴臧孝廉寿恭有文名，张延课诸子，臧亦通医理，尝问张曰：长洲叶氏忌用柴胡，吴江徐氏讥之，先生亦不轻用此味，得毋为叶说所惑？曰：非也，江浙人病多挟湿，轻投提剂，瞑眩可必，获效犹赊①。叶氏实阅历之言，徐氏乃拘泥之说，此河间所以有古法不可从之激论也。臧曰：闻先生治疮疡，不用升药，何也？曰：升药即汉之五毒药，其方法见"疡医"后郑注②，自来疡医皆用之。然诸疮皆属于心，心为火脏，又南人疮疡皆由湿热，若更剂以刚烈塾炼之药，弱者必痛伤其心气，强者必反增其热毒，此所谓不可轻用也。"张生平拯危疾甚多。尤著者，湖州归某，寒疝宿饮，沉绵四年，诸药不应，投一方立效，三易方全愈，兹录于后。初诊云：肝阳郁勃，动心犯胃，久

---

① 瞑眩可必，获效犹赊：指服药后只有不良反应而无疗效。瞑眩，语出《尚书·说命上》："药弗瞑眩，厥疾弗瘳。"赊，远。

② "疡医"后郑注：《周礼·天官》郑玄注：今医方有五毒之药，作之，合黄堥，置石胆、丹砂、雄黄、礜石、慈石其中。烧之三日三夜，其烟上着，以鸡羽扫取之。以注创，恶肉破，骨则尽出。

则胃气大伤，全失中和之用，以致肝之郁勃者，聚而为疝，胃之停蓄者，聚而为饮。疝动于下，则饮溢于中，所以居常胃气不振，时有厥气攻逆，自下而上，懊憹痞懑，必呕吐酸绿之浊饮，而后中阳得通，便溺渐行，此所谓寒疝宿饮互为病也。病经数年，宜缓以图之。若得怡情舒郁，当可全愈_{茯苓三钱、桂枝三分、生冬术一钱半、炙甘草四分、小川连三分、吴茱萸泡淡三分、干姜三分、制半夏一钱、枳实炒五分、白芍酒炒一钱半、生姜三分、竹茹七分}。次诊云：寒疝宿饮，盘踞于中，久而不和，阳明大失中和之用，今肠渐通降，屡次所下黑黄干坚之矢，既多且畅，则肠腑之蓄积者得以渐去，肠通然后胃和，此数年来病之大转机也。盖饮疝互扰，皆在阳明，下流壅塞，则上流何能受盛传导？盆满必上溢，此理之易明者也。今宜专与养胃，以渐渐充复其受盛传导之职。机不可失，正在此时。至于痔瘘溺少，皆属阳明，可一贯也_{党参三钱、橘皮钱半、茯苓二钱、制半夏一钱、麦冬去心钱半、火麻仁二钱、叭杏仁去皮尖二钱、白蒺藜炒去刺二钱、刀豆子炒研三钱、黑芝麻三钱、柿饼煨半枚、白粳米一撮}。三诊云：病缠三四年，至今秋才得肠腑通润，燥矢渐来，继以溏润，然后胃脉不致上逆，呕吐止而饮食进。可见阳明之病，以通为补也。今深秋燥令，痔必稍愈，仍宜柔养阳明，以期渐渐充复_{党参三钱、橘皮钱半、茯苓二钱、制半夏一钱、麦冬去心钱半、秫米二钱、金石斛三钱、枣仁炒研二钱、生甘草四分、驴皮胶二钱、柿饼半枚、荷叶一角}。

【点评】陆氏借讨论叶天士与徐灵胎的医案，阐述医疗当因时、因地、因人制宜，不必拘泥古法。

历代宰相通医理者，伊尹而后，狄梁公、陆忠宣公、范文正公[①]

---

① 狄梁公、陆忠宣公、范文正公：分别指狄仁杰（被封为梁国公）、陆贽（谥号为宣）、范仲淹（谥号文正）。

是已。我朝山阳汪文端公①亦谙医理，其评吴鞠通《温病条辨》有云：温热、湿温为本书两大纲。温热从口鼻吸受，并无寒症，最忌辛温表散，但当认定门径，勿与伤寒混杂，再能三焦投药，辨清气血营卫，不失先后缓急之序，便不致误。湿温为三气杂感，浊阴弥漫，有寒有热，传变不一，全要细察兼证，辨明经络脏腑、气血阴阳、湿热二气偏多偏少，方可论治。又云：热证清之则愈，湿证宣之则愈，重者往往宣之未愈，待其化热而后清，清而后愈。一为阳病，一兼阴病，难易较然。观此知公学识之精矣。

吾里孔行舟上舍广福善医，治外感尤精，尝云：噤口痢半因误药而成。医者治痢辄用葛根，湿热提入阳明，遂至哕逆不食，变成险症，急投以黄连、干姜，庶克有济。余见近世治外感，不辨手足六经，辄用葛根、柴胡，温病遇之，鲜不轻者至重、重者至死，病家不识药性，以为疾不可治，而不知医实杀之也，可慨也夫！

【点评】清代吴士瑛在《痢疾明辨》中认为噤口痢是"胃中有湿热之气，蒸熏清道，以致浊气上干，胃口壅塞，或作恶，或作呕吐，汤水不能纳"所致。病因多样，"有挟肝火者，木克土也。有火逆上冲者，诸逆冲上，皆属于火也；有挟痰、挟饮、挟湿，或寒热错杂者，皆浊在上也"。治疗"宜谛审其因而治之，无不中窍"。

《续名医类案》云：鲍蒹饮年二十余，夏月至歙受热，鼻衄愈后，偶啖梨，遂得吐症，盖肝火而胃寒也。百治无效，闻说吐字则应声而呕。后至吴门就叶氏诊，以其脉沉细，令服附子理中汤，参、姜、附

---

① 汪文端公：即汪由敦，谥号文端。

俱用三钱，服后出门，行及半里，觉头重目眩，急归寓，及门而仆，其尊人谙药性，谓必中附毒，亟煎甘草灌之，良久乃苏，后去附子，仍服三剂，吐转甚，再往诊，仍令服前方，遂改就薛氏，告以故，薛用六君子汤，服四剂无验。冬月感寒增咳，缠绵至夏。余偶访知则病剧，询知为向患吐，近复二便秘，已七八日不食，惟渴饮茶水。更医数人，或言令以艾灸脐，俱不应。请诊之，见其面色青悴，脉弦伏而寸上溢，谓此缘脾阴大亏，木火炽盛，又因久咳肺虚，肝无所畏，遂下乘脾而上侮胃，致成关格，幸脉不数，易治也，宜先平其肝，俾不上冲而吐止，斯肺得下降而便行。令以黄连、肉桂各五分，隔汤蒸服饮下，觉吐稍止，即能食糕数块，然二便胀不可支，令以大田螺①一枚捣烂，罨于丹田，以物系定，不逾时，二便俱行，所下皆青色，遂霍然而愈。时甲戌五月二十七日也按：甲戌为乾隆十九年，叶天士卒于乾隆十年，诊疾者当是其后人，若出天士手，必不若是。后以六味加减，入沙参、麦冬等，咳嗽亦止，向后常服养荣之剂，吐不复作。余按鲍刊《名医类案》，魏为校正，鲍赋夕阳诗，魏亦和作，二人之交情，非比寻常，盖有由然矣。

上元葛芝山布衣镛，少孤极贫，读书僧寺，遇异人援书一卷，乃岐黄家言，其方甚秘，习之以治者效如神。群小儿戏，一人张口而跳，蹶伏门限，舌断堕地，一人骑门限坐力猛，肾囊破，睾丸坠，葛悉为安之。自朝至日中，门庭如市，口讲手画无倦色，午后携百钱独游，或采药，或看花，或冒雨雪提酒榼②，访知己。当道闻名，迎者沓至，则诡曰：葛某穷士，借医苟话，实无伎俩，昨误杀人，群聚殴

---

① 大田螺：《本草纲目》谓田螺贴脐可引热下行，治疗小便不通。
② 榼（kē 科）：古代盛酒的器具。

之，已遁矣。其志趣如此，尤精砭法，凡病赤游风，汗不得发，死者十八九，宜以血代汗，葛削竹夹瓷锋砭之，出血如珠，密排而不流立愈。盖轻则皮不破，重则肉伤，无第二手也。咸丰癸丑三月，贼①陷金陵，胁为内医官不从。十四日既夕，舁②旧制两棺于厅事，出白金九锭，分赠邻里，且托身后事。遂与妻周氏纵饮沉醉，整衣冠，各入棺，呼其兄子盖而钉之，时夜将半，至四更，闻棺中格格然，盖气始绝也。其友当涂马鹤船学博寿龄，为作诗，余撮其略如此，惜不得其治验方云。

陈载庵坤，居山阴之柯桥，承其父梅峰先生灿之传，虚心临证，屡救危殆，犹复广搜书籍，研究忘倦。咸丰丁巳春，访余于武林，相见恨晚，各出所藏秘笈互钞。载庵之长子，幼时喉痛数日，遍体发疱如剥皮状，痛痒难堪，医者不识，载庵焦思无计，忽忆唐笠山《吴医汇讲》中曾载：名曰疬疱，须以蜜煎升麻拭摩，若不即疗，必死。乃即如法治之，蜜随涂随消，二昼夜用蜜数升遂愈。其好学之获效有如此。

【点评】《神农本草经》中，升麻主解百毒，杀百老物殃鬼，辟温疾、障邪毒蛊。久服，不夭。《本草经集注》中升麻可治"风肿诸毒，喉痛口疮"。

杭州赵芸阁泰，勤求医理，洞烛病机。其戚有为医误治，服利湿药以致危殆者二人，赵皆拯治获痊。其一患淋症，小便涩痛异常，服五苓、八正等益剧。赵询知小便浓浊，曰：败精留塞隧道，非湿热

---

① 贼：此指太平天国起义军。
② 舁(yú 余)：抬。

也。用虎杖散入两头尖、韭根等与之，小便得通而愈。其一膝以下肿，医用五苓，肿更甚，赵以其肿处甚冷，而面色㿠白，知是阳虚，令服金匮肾气丸而愈。夫南方湿病居多，此二症尤多挟湿者，兹独不宜于利湿药，可知治病不当执一，非学识之精者，焉能无误哉？

吾邑沈吟梅州判^①炳荣，熟精医理。官直隶时曾治一妇，年二十八，因丧夫而得颠疾，时发笑声。用六味地黄汤加犀角一钱，服二剂即痊。盖笑主心，心生火，心郁则火愈炽而上升，故以此药交心肾，使火熄而病自已也。

古书

医家著书，每为假托之辞，以炫其功能。如窦材《扁鹊心书》，则以为上天所畀^②；张景岳《全书》，则以为游东藩之野，而遇异人；至陈远公《石室秘录》，乃竟托之于岐天师、雷公，尤属不经。《洪氏集验方》五卷，宋洪景严遵所辑。《本草纲目》采宋人方书甚多，独遗此书，盖失传久矣。嘉庆间，吴县黄尧圃丕烈得宋刻本，乃重刊之，其书始传于世。黄序中谓此书刊成，求序于独学老人谓石殿撰韫玉。有札示余曰：昨所言交感丹，疑用香附太偏重，因查敝处所藏方书，乃是香附一个，配茯神四两，尊钞是香附一斤，窃意香附一个，无一斤重之理，恐系钞胥之误。能再查原本，此固慎重起见。然余即以此方降气汤二条证之，一用半斤，一用五两，是递减用之，原方一斤非

---

① 州判：清代职官名，为知州佐吏。
② 畀(bì 闭)：给。

误。佞宋之癖如是，并附著之，以质之深于医理者，一正其是非，云：余按用药分两，有君臣佐使之不同。即如此书中苁蓉茸附丸，菟丝子六两，而沉香仅一分，以视一斤四两，更为轻重悬殊。且《瑞竹堂经验方》亦载是方，香附亦用一斤，《本草纲目》收入香附条下，分两悉合，然则黄说是也。

《苏沈内翰良方》沈存中自序有云：世之为方者，称其治效常喜过实，《千金》《肘后》之类，尤多溢言，使人不复敢信。夫《千金》《肘后》，为古方书之佳者，而犹若如此，况其他乎？即如此书中苏合香丸、至宝丹等素称神效，而统观全书，热药居多。至若止吐软红丸之用信砒、巴豆，治惊辰砂丸之用腻粉、龙脑，尤为峻厉，岂可轻视？又小柴胡汤为伤寒少阳证主方，而此书以为赤白痢尤效，且谓痢多因伏暑，此药极解暑毒，凡伤暑之人，审是暑暍，不问是何状，连服数次即解。是欲执此方以治一切暑暍症也，不又为圣散子之贻祸于世乎？是知方书非无可取之处，而不能尽善，在人精心审择，以定弃取耳。

宋董汲《旅舍备要方》，《四库全书题要》云：汲因客途猝病，医药难得，集经效之方百有余道。内如蚰蜒入耳，及中药毒，最为险急，而所用之药至为简易。其杂伤五方，古书中不少概见，今亦罕传，尤见奇特，盖古所谓专门禁方，用之则神验，至求其理，则和、扁有所不能解，即此类也。今录其方以备用：治蚰蜒入耳，胆矾末一匙，以醋少许滴灌之，须臾虫化为水。解中药毒并虫毒，闷乱吐血烦躁，甘草一两生用、白矾五钱、生延胡索一两，上为细末，每服半钱，水一盏，煎至六分，去滓，放冷细细呷之。杂伤：治火伤被火烧处，急向火灸之，虽大痛强忍之，少间不痛不脓。治犬马啮及马骨刺伤人，及马血入旧疮中方：取灰汁热渍疮，常令汁器有火，数易其汁，勿令烂入肉，三数日渍之，有肿者，炙石令热熨之，日二次即止。治蛇咬久不效及毒气内攻疮痛方：雄黄、白矾等分研就，刀头上爆令熔下，便贴咬伤处，自瘥。治道涂大醉仆地，或取凉地卧，为蛇入人窍方：见时急以手捻定，用刀刻破尾，以椒或辛物置破尾上，以绵系之，少刻自出，此蛇有逆骨，慎不可以力拔之，须切记。壁镜①咬人立死，治之方：槟榔不拘多少，烧灰存性，先以醋淋洗，后以醋调贴之。又一方甚平易可用，并录之：治跋涉风雨，或道路误为细尘眯目，隐痛不能视物，随所眯目以手分开，自以唾搽之即愈。

偶从友人处见张叔承三锡《医学六要》眉间评语甚佳，惜不知何人手笔，摘录数条于此：惟痰最易忽略，鄞医周公望治谢时素三十年不愈之痰，用滚痰丸三服顿除。又治一梦遗几死，百补不愈，以滚痰丸一两行之即愈。

葛可久补髓丹，黄蜡与鸡同用，此二味不宜并食，录有明禁，当删去。一人嗜酒，醉后服葛花即解。一医曰：此人不久矣，疏利太过也。果以风痹死。吞酸一症，东垣作寒证，河间、丹溪作热论，世人因有标本之说分属之。吾辈固当兼参，然治常得芩、连症，用姜、桂者甚少，岂东垣之法可废哉？缘俗医治病，初多用温散，久久寒化为热，未有不从热治者耳。一娠妇小便偏数，多而溺少，涩而不通。余用补中益气汤吞六味丸四钱愈，《医贯》法也。次日令再服，病人以不惯丸药，且谓地黄泥隔，遂止。越二日病复作，必欲易一方，因以清心莲子饮与之，一服效。后视《伤寒准绳》，知古有成法也。妊妇转胞，由胎压膀胱，大抵虚陷所致。薛氏以补中益气汤举之，较丹溪四物、四君、二陈煎服探吐为稳。杭医陈月坡治鄞谢宣子室人，一剂

---

① 壁镜：又称壁钱，一种蜘蛛，即后文的"蟢子"。

而通。盖清气之陷，总因浊气不降耳。升之则降矣，降之则升矣。催生如柞木饮、兔脑丸、通明乳香等法，俱不足存，只一味独参汤妙甚，余第四女难产一昼夜，服参半斤而生。高鼓峰每用参、芪各一两，当归五钱，川芎三钱，冬月加桂以温之。

【点评】高鼓峰认为生产时需气血充足，故应该服用参、芪类温补之品。《医家心法》："临盆之时，专赖气血旺足，然后能生，此时惟有多用参、芪、归、桂，甘温重补。儿信一下，频频服之，自无横生逆产、胎衣不下之病矣。有不耐药气者，独参汤妙。"

《四库全书·医家类存目》：《药镜》四卷，浙江巡抚采进本。《题要》云：明蒋仪撰。仪字仪用嘉兴人，正德甲戌进士，其历官未详。是编前后无序跋，惟凡例谓《医镜》之镌，骈车海内，今梓药性，仍以镜名云云。此书余于咸丰七年，从武林书坊得刊本四卷，乃与王宇泰《医镜》四卷有仪用崇祯辛巳序文合刻者，前有仪用之弟云章彦文氏顺治丁亥序，及仪用康熙二年自序。各卷首刊嘉善蒋仪纂定，常醴参订彦文之序，谓仪用负宏济苍生之愿，出入场屋①，见刖执事②，郁郁不得志，以为无爵位而有功名，可以遂我宏济之愿者，莫若业医。若遍访名宿，遂得宗旨于王宇泰先生，发其枕秘，有《医镜》一书，镌传海内，学人奉为指南矣。然而用克镜医，必先镜药。岁在乙酉魏塘春夏，为弘光元年，魏塘秋冬，为顺治之二年，民之死于兵、死于疫者，盖踵相望。仪用侧处北村，恻然心伤，益无意章句，乃集古今药性全书，

---

① 场屋：科举考试的地方，引申指科举考试。
② 见刖(yuè 月)执事：蒋仪为正德甲戌进士，则"见刖执事"当指明武宗宠信宦官一事。刖，砍掉脚或脚趾，古代酷刑之一，此处指宫刑。

并诸名家及金坛用药秘旨，手自删订编辑，缀方给药，全活乡党贫人。又与常子馨逸互相考论，砥琢词章，协以声韵，成书四卷，名曰《药镜》。又云：仪用近茸蓬编茨①，驱儿辈及僮仆，督耕陇上，暇时买药归来，悬壶街市，袖古今医说，研穷探味，云以自老。据此，则仪用应试而未尝登第入本朝，业医以终，《题要》所云，乃据采进本之辞耳。及考《嘉兴府志·撰述门》，只有卜祖学《药镜》，无仪用名，当亦有误，特识于此，为吾郡征文献者告焉。

张介石谓《医贯》以六味治伤寒，其言如鸩②。叶天士谓景岳以大温中饮治温邪时疫，言滋阴可以发汗，真医中之贼。盖赵氏喜用六味，张氏喜用参、桂，立言一偏，遂滋流弊。今二书盛行于世，读者必详察其失，而节取其长，斯可矣。

　　【点评】"真医中之贼"乃姚球《景岳全书发挥》托名叶桂之说。赵献可、张介宾各有所长，然言有偏颇，须各取其长，审慎从之。

《史载之方》二卷，即《直斋书录解题》所云蜀人史堪《指南方》也。此书世少传本，余从新城③罗镜泉学博以智借得钞本录之，洪景严《集验方》曾记载之，治妇人气块刺痛二方，兼及其治验，盖亦能医之士也。然其书中之方，大半皆麻黄、独活、附子、官桂等药，其治疫毒痢之通神散，用麻黄、官桂、甘草、川芎、白术、细辛、独活、桔梗、防风、芍药、白芷、牡丹皮、牵牛；第二方用诃子；第三方用硫黄。杨子建袭之，改为万全获命三方，并袭其说，如寒邪犯心，水火相战，

---

① 茸(qì 弃)蓬编茨：指家境贫寒。茸，修理、修建房屋；蓬、茨，门窗、屋顶用的草。
② 鸩(zhèn 阵)：毒酒。
③ 新城：疑指嘉兴市新塍(chéng 呈)镇。

所以先发寒热；水火相犯，血变于中，所以下赤痢云云。孔以立《痢疾论》深诋之，斥为不经之说，又谓不辨人体之强弱、脉息之虚实，擅用麻黄、术、桂、牵牛、诃子、硫黄，实乃杀人之事。其论良然。

宋灵泉山初虞世①《古今录验养生必用方》，人间绝少。咸丰初年，杭州吴山陶氏宝书堂书坊偶得宋刊本于四明，湖州丁宝书以钱六千购之去。余友罗镜泉亦喜搜奇书，闻之大惊，急从丁君强借钞副本，余因得录一册。按《郡斋读书后志》谓是十六卷，《直斋书录解题》及《宋史·艺文志》谓是三卷，《通志·艺文略》亦云三卷，又有《续必用方》一卷。此册分上、中、下三卷，前有绍圣五年宗室捐之重刊序文，书中记传方之人甚多，皆详其出处行谊，知亦有心人也。卷首论为医一条云：用药之法，先审有害无害，苟能无害，是为有利，盖汤丸一入不出，人死岂可复生？历劫长夜，永为冤对，无有免离。仁者鉴此，岂不勉旃？语简旨深，可为医门药石。

张戴人治病，专用汗、吐、下，然则其时病者竟无虚症当补者乎？医术虽高，不谓之偏不得也。其医业中往往不详脉象，此出自麻知几辈之手，不免多附会失实，至如治劳嗽，治虚劳，治冻疮，皆以舟车丸、浚川散大下之；治临产病喘，以凉膈散二两、四物汤二两、朴硝一两，煎令冷服，且谓孕妇有病用朴硝，八月者当忌之，九月、十月内无碍，其说皆未可信。

【点评】张子和善用汗、下、吐法治诸疾病，非常法所能拘。大抵主于"抑火升水，流湿润燥"，此中有至理存焉，学者须深究之。张氏认为，病非不可补，但应该详查病情，审慎从之，

① 宋灵泉山初虞世：北宋医学家初虞世，隐居于灵泉山。

"盖邪未去而不可言补，补之则适足资寇"（《儒门事亲·推原补法利害非轻说十七》）。且常以五谷、五果、五畜、五菜等配属五脏，食疗补虚，所列方剂中也有无比山药丸、当归丸等补益之剂。此处陆氏之说，似有不妥。

雷公、扁鹊，皆上古时人，战国时秦越人慕扁鹊学，因称扁鹊，迨后宋雷敩《炮炙论》亦称雷公。窦材《心书》亦称扁鹊，《炮炙论》之称雷公，乃后世所传讹。《心书》①之称扁鹊，则材直以之自称。从来著书家，未有如此夸大者。

秀水殷方叔仲春《医藏目录》一卷，就其生平所见医书，自上古以及近世咸载焉，分为二十函，函各数十种，首曰无上函，自《内经》《神农本草》《难经》诸书，外兼及《易经》《洪范》《繁露》，盖本孙思邈大医须兼识阴阳卜相之意。同时平湖陈懿典为作序有云：方叔研讨方药，治病称神，户履常满。然萧然环堵中，不走五都，不游大人，而《医藏》一编，网罗悉人间未睹之书，议论阐古人未发之旨。考《嘉兴府志》方叔有传，在《隐逸》门，是殆精于医而不以医名者，方叔又能诗，有《安老堂集》，惜未得见。

宋董氏琏《卫济宝书》，吴晓钲得袁永之影宋定本二十二篇，完善无缺，视文劳同本多三之一。后有续添方，乃元人所辑，不知名氏。方多佳者，摘录于此：治毒蛇咬，先以麻绳扎伤处两头，次用白芷细末掺于疮口，以多为妙，仍以新汲水调下半两许，毒气自消。一方用热酒调下。诸方皆用麦冬水，盖欲先护心气也。系瘤法兼去鼠奶痔出《集验方》，真奇捷也，芫花根洗净带湿，不得犯铁器，于木石器中捣取汁，用线一

---

① 《心书》：又名《扁鹊心书》，宋代窦材编纂，托名扁鹊所传，故陆氏有此说。

条，浸半日或一宿，以线系瘤，经宿即落，如未落再换线，不过两次自落，后用龙骨并诃子末敷疮口即合。依上法系鼠奶痔，屡用得效。《苏沈良方》亦有用蜘蛛者，然费力，不如此径捷。如无根，只用花泡浓水浸线亦得。赵氏尝用以系腰间一瘤，不半日即落，亦不痛。二圣散治咽喉风热缠喉、一切肿毒，鸭嘴胆矾二钱半，白僵蚕半两去丝嘴，共为细末。每用少许，以竹管吹入喉中，立效。来苏膏治惊邪风痫、心恙狂乱，积热痰涎上冲、破伤风搐牙关不开，无问远年近日，并皆治之。用干圆肥好无蛀皂角，去皮、弦、子捶碎，用清净酸浆水一碗，春秋浸五日，夏浸二日，冬浸七日，搓揉去滓澄净，用瓷器内以文武火熬成膏药相似，摊以新夹纸上阴干，遇病人用时，取手掌大一片，用温浆水化于瓷器内，将病人扶坐，用竹苇筒装药水，扶起病人头，吹入左右鼻孔内，扶定良久，涎出为验，此药治愈病患不计其数。大德六年，有行御史台彻里大夫舍人一十四岁，因风热痰涎潮搐，牙关紧闭，不省人事，二台医治疗无门，有台掾李受卿收此妙药，依法吹入左、右鼻孔内，须臾痰涎出及一碗余，立苏。

今书

魏玉璜先生之琇《续名医类案》，余既借录阁本全部，后又假得魏氏家藏抄本，校勘一过，并视阁本多所更正。前有杭太史世骏、余太史集序文并目录。后有魏铖跋。海宁王孟英士雄《潜斋医话》谓卷首无序无目，殆只据阁本言耳。今录跋语于此，云：《续名医类案》六十卷，乃先君校刊汪氏《名医类案》而成，较篡南所辑为尤备。是书之优劣，提要、序文论之详矣，余小子不敢赞一辞。书中兼援江氏例，临证诸案附见焉。乾隆甲午岁，恭逢朝廷开四库全书馆，父友朱先生明斋携此册入都，亟录副详校以进，幸蒙采录，此千载一时之恩遇，得以借传不朽。原本仍发还本家，敬谨收藏。馆上指驳数条，谨更正焉。经进后，鲍氏知不足斋拟刊未果。原本为先人手泽贻留，未敢出以示人，兹慎选楮毫①，精钞全部，详校装璜，以冀当代大人君子布金刊板，广播艺林，诚于身心有裨，铽又何敢为独得之秘耶？时嘉庆丁丑冬日，临江草堂后人魏铽盥手拜跋。

张景岳偏主温补，尊而信之者不少，近日攻击之者亦复有人，如叶天士、魏玉璜、章虚谷、陈修园，其最著也。叶天士《发挥》②一书，尤为深切详尽。究之景岳之重扶阳，时势适然，亦以救弊，学者循览其书，必当与《发挥》参观，斯不为其所误。惟《发挥》为家藏之板，久不印行，余历年搜访，至丁巳岁，始于吴门购得一部，惜力绵未能重刊广传也。

【点评】受刘河间、朱丹溪等寒凉用药的影响，明初医家滥用寒凉攻伐，以致张景岳、赵养葵等为代表的"温补学派"应时而生，与此相对的，也造成了清代医家滥用温补的新时弊。

如皋顾晓澜学博金寿，少擅才藻，壮岁贡入成均，屡困秋试。年四十，南归秉铎③，遂绝意功名，专精医理，每遇宿学名师，不惜虚怀就正，求其精微。治一证必刻意精思，寝食俱废，方定，卒起沉疴。晚岁弃官，家于吴门，求治病者踵相接，门第子汇录方案，因选择百条付梓道光乙酉秋镌，名曰《吴门治验录》。其治病每用人所不恒用

---

① 楮（chǔ杵）毫：纸笔。楮树皮是制造桑皮纸和宣纸的原料，后以"楮"为纸的代称。

② 《发挥》：即《景岳全书发挥》，世传为姚球托名叶天士所著。

③ 秉铎：指担任文教之官。

之药而奏捷效。妇女解郁调经，则以合欢皮煎汤代水；妇女反胃痰饮，则用东壁土墙、白螺蛳壳，入黑驴溺，连土阴干，研末入药。盖黑驴溺入肾，阴中至阴，善通水道，取其引火下行，最为神速。但气味过燥，胃虚者格格不入。白螺蛳能于水土中潜行成道，且可化阳明郁痰，通厥阴郁火，又得东壁土拌而阴干，既无气味，更得殊功。又治痰迷心窍，忽于数日所读之书皆不记忆，用茯神五钱、远志肉钱半、制半夏钱半、陈皮一钱、九节菖蒲五分、陈胆星五分、珍珠母三钱、生甘草五分，以惜字炉①灰一两煎汤代水，煎服。获效，去胆星，加生益智仁一钱、醋煅灵磁石三钱，十服全愈。盖养营开窍化痰，特以字纸灰作引，复加益智启聪明，磁石交心肾，医以意会，亦由善思而后得之也。

吴县薛瘦吟福，能诗，精医理。流寓秀水之王江泾，著有《瘦吟医赘》，附录诗十数首，其自书吟稿后云：离家十载感华颠，一检奚囊②一黯然。未必书坊有陈起，江湖诗好定谁怜。语殊清婉。吴江李显若王献《闻湖诗续钞》，谓瘦吟治疾疏方，雄谈惊座，惟执于用古，持论虽透澈，而服其药者往往不效，以故门可罗雀，釜或生尘。年七十余，穷困以终。然观《医赘》所言，非尽不合时宜者，如云：今之伤寒，皆温热病也。若太阳之麻、桂、青龙等症无有也。初起只须葱豉合凉膈散散表邪，兼清里热，令其微汗而解。又云：看温病先验舌之燥润，以渴不渴为要诀。又云：暑疟多燥，其治在肺，重者人参白虎，或竹叶石膏加厚朴；轻者杏仁、滑石、蔻仁、丝瓜叶、芦根、米仁之属。湿疟多寒，其治在脾，宜苓、桂、术、姜，或消暑丸之属。

① 惜字炉：古时焚烧字纸之炉。
② 奚囊：诗囊。

又云：吾吴前辈吴正功，只教人看《医方集解》；徐炳南晚年，案头只两本《广笔记》；青浦吴元常以《临证指南》为枕中秘；角里牛孚亭于《己任编》亦然。可见心得处不在多也，然无心得者不得以此借口，欲求心得，正非多读古书不可，盖不博亦断不能约也。此皆可为医学津梁，而其治病乃如此，俗所谓行医须运气者，殆非诬欤。

《医赘》所列单方有绝胜者，录之以广其传。取鲜合欢皮两许，煎服，治鸡盲颇效。吐蛔，瓦松炙存性等分，研细，和入制过炉甘石内，敷烂弦风眼，极有神功。凤尾草根<small>背有金星，又名金星草</small>洗去泥，打烂，同鸡子清研和如膏，入麝香少许，后敷脐上，一日一换，小便即长，退水肿甚速，不动脏腑，信良方也。疥疮，每日煎鲜首乌一两、川萆薢五钱，服一二十剂，重者二三十剂，无不效。小儿小水不通，胀急欲死，囫囵莲房一只，煎服即通，鲜者尤妙。金蟾化管丸：水银三钱、雄黄一两、大蟾一只、银硝一两、明矾一两，先以水银、雄黄用火酒二斤，渐煮渐添，酒尽为度。其末用纸包好，取大蟾去肠留肝、肺，以药纳入缝好，另银硝、明矾研末，入阳城罐，加水半茶钟，加火上熬干于底，放地中，入蟾于内，升文火二枝，中火一枝，武火一枝，候开看，刮下灵药，用蟾酥汁为衣，如芥子大。凡管用一丸，放管口外，盖膏药，自入至底，虽弯曲处能到，嫩管自化，老管自退，七日见效。如不全退，再用一丸，无不除根。老马兰头饱吃，可治内痈。鼓证湿邪入络居多，消滞利水，徒伤气分，焉能奏绩？方用新绛钱半、蟅螂虫二钱、延胡索钱半、丝瓜络一枚、淡木瓜钱半、川通草一钱、路路通十枚、生米仁八钱、陈香橼皮半只、干佛手三片、川郁金一钱、远志八分，即此数味，出入加减，自能奏捷。至消滞莫如红曲、鸡内金，达下莫如车前子，降气莫如苏子、川贝。又瘦吟自载医案云：尝治一徽商，积虚痰喘，用金水六君加熟附、细辛、五味，煮米仁浆丸，外用水澄半夏、生姜二粉为衣，终剂，而十余年之病如失。后治数人，并效如神。

【点评】陆氏列举顾金寿、薛福两位医者的用药经验，认为均有可取之处，应适时推广。但其中水银、雄黄等毒性药物的使用应审慎。

程氏钟龄《医学心悟》，篇幅虽隘，其方颇有佳者。余戚李氏妇患噎症绝粒，诸药不效，医告技穷，奄奄待毙。余检此书启膈散，令煎汤服之北沙参三钱、丹参三钱、川贝二钱、茯苓钱半、砂仁壳五分、广郁金五分、荷蒂二个、杵头糠五分，四剂而能纳食，去郁金，加蒌皮一钱，服四剂，复加味调理全愈。

【点评】启膈散见于《医学心悟·噎膈》，用于胃脘干槁导致的食物难入或食入久而复出。以北沙参、丹参、川贝等甘寒濡润之品滋养胃阴，砂仁壳、广郁金、杵头糠开胃行气，用于噎膈。

南海何西池梦瑶《医碥》，余遍求之苏、杭书坊不可得。丁巳冬日，从严兼三借录一部。西池少负才名，学士惠公，称为南海名珠，生平笃嗜医学，成进士，为宰官不得志，乃归田行医。所著《医碥》七卷，刊于乾隆十六年。自序有云：或曰方今《景岳全书》盛行，桂附之烈，等于昆冈①，子作焦头烂额客②数矣。人咸谓子非医病，实医医。是书出，其时医之药石欤！碥当作砭，余笑而不敢言。凡例有

---

① 昆冈：昆仑山。《尚书·胤征》"火炎昆冈，玉石俱焚。"
② 焦头烂额客：指忙于事后补救。语出《汉书·霍光传》。

云：河间言暑火，乃与仲景论风寒对讲；丹溪言阴虚，乃与东垣论阳虚对讲。皆以补前人所未备，非偏执也。后人动议刘、朱偏用寒凉，矫以温补，立论过当，遂开酷烈之门。今日桂、附之毒，等于刀锯，梦瑶目睹其弊，不得不救正其失，初非偏执，书中时出创解，颇有裨于医学。

【点评】陆氏借何梦瑶《医碥》，阐述刘河间、朱丹溪等医者重视寒凉乃为补偏救弊，非为玄奇而设。后人动辄妄加评议，矫枉过正，导致温热时弊横行。

钱塘赵恕轩_{学敏}《串雅内外编》，皆走方术。谓走方之药上行者曰顶，多主吐；下行者曰串，多主泻；顶、串而外，则曰截。截，绝也，如绝害然。此即古汗、吐、下三法也。又谓走方有三字诀，一曰贱，药物不取贵也；二曰验，下咽即能去病也；三曰便，山林僻邑仓卒即有。能守三字之诀，便是能品。其自序谓：幼嗜岐黄家言，性尤好奇，闻走医中有顶、串诸术，操技神而奏效捷，以此获食，其徒侣多动色相戒，秘不轻授；又多一知半解，罕有贯通者，以故欲宏览而无由。宗子柏云，挟是术且老矣，戊寅航海归，质其道，皆有奥理；顾其方，旁涉元禁，琐及游戏，未免夸新斗异，为国医所不道，因取其所授，重加芟订，存其可济于世，合余平昔所录奇方，汇成一编，名曰《串雅》。不欲泯其实也，并矫奇而归于雅，使后之习是术者不致为庸俗所诋忌云云。然观其所载，多兴阳之方，大半热药，如天雄、附子、草乌、肉桂、硫黄、阿芙蓉、淫羊藿、鹿茸、蚕蛾等味，用之必致为害，且导人以纵欲，亦非大雅所当言也。此书无刊本，好事者若以付梓，当更为芟订，庶几尽善。

傅氏女科书，道光丁亥张丹崖凤翔序刊，近复刊入潘氏《海山仙馆丛书》。王孟英谓文理粗鄙，剿袭甚多，误信刊行，玷辱青主。余观此书，措辞冗衍，立方板实，说理亦无独得之处。尤可怪者，解妒有饮，谓可以变其性情，荡鬼有汤，且假托乎岐天师，更列红花霹雳散。成此书者，当是陈远公之流，而其学更不如远公，乃女科书之最下者。

《疡医大全》搜罗浩富，而不及膀疮见"今人门"陈载庵医案。膀疮出《肘后方》，采入《本草纲目·蜜门》；《松峰说疫》纪载详备，而不及肉行见"古人门"钱国宾治案，可见著书之难。而习医者当博览群书，不得拘守一家之言，谓已尽能事也。

无锡沈芊绿金鳌《要药分剂》十卷，准徐之才十剂分类。凡四百余品，皆寻常日用必需之药，故曰要药。其宣剂五灵脂注云：寒号虫，四足，有肉翅，能飞，但不甚远，此虽名虫，既能飞则属鸟类矣。从前本草书多列虫部，恐非是，今故次于禽鸟之例①。余按五灵脂自虫部入禽部，始于《本草纲目》，岂沈未之见耶？

会稽章虚谷楠《医门棒喝》，谓春温症以黄芩汤为主方，必加柴胡、葛根为使，以邪伏少阴，乘少阳上升之气而发，郁勃既多，骤难宣达，其火内溃，或作暴泻，外灼则肢体疼痛，上炎则头痛喉痛，故加柴胡达少阳之气，再加葛根，入阳明而止渴解肌，则汗泄而热去。或见其热盛，过投寒凉，遏其欲出之势，热反甚而难退矣。窃思春温由于冬不藏精，热邪既炽，真阴必伤，何得更以柴、葛升提其阳，重耗津液，即欲宣达，加薄荷、牛蒡子、香豉等足矣。间有需柴、葛者，亦属偶然，不可云此症必加柴、葛也。《景岳全书发挥》，世皆

---

① 故次于禽鸟之例：寒号鸟即鼯鼠，阴前后肢间有被毛之飞膜，能滑翔，古人多误以为禽类。

知为叶天士之书，按武进曹畸庵禾《医学读书志》谓此书为梁溪姚球所撰，坊贾因书不售，剜补桂名，遂致吴中纸贵。又谓陶氏《全生集》，山阴刘大化所撰，《本草经解要》《医效秘传》《本事方释义》，皆伪托叶氏。余观数书中，《景岳全书发挥》为最胜，惟尽情斥詈之处有伤雅道，知其非天士手笔也。

　　昌邑黄坤载_{元御}，少耽典籍，三十岁左目红涩，为医误治，过服凉药失明，遂发愤习医，穷究义蕴。著书甚富，然渺视千古，毁谤前人，其作《素灵微蕴》，谓仲景而后惟思邈真人不失古圣之源。其余著作如林，无一线微通者。惊悸之症，在伤寒皆得之汗多阳亡，为少阳相火郁发，或以汗下伤阴，甲木枯槁，内贼戊土，乃有小建中、炙甘草证，重用芍药、生地以清相火。至于内伤虚劳，惊悸不寐，俱缘水寒土湿，神魂不藏，无相火上旺而宜清润者，即偶有之，而脾肾终是湿寒，严用和冒昧而造归脾之方以补心血，薛立斋又有丹皮、栀子加味之法，张景岳、赵养葵、高鼓峰、吕用晦更增地黄、芍药之辈，复有无名下士，作天王补心丹，肆用一派阴凉，群儿醉梦不醒，成此千秋杀运，可恨极矣。夜热之症，因阴旺湿土，肺胃不降，君相失根，二火升泄，钱仲阳乃作六味汤丸以滋阴亏，薛氏推广其义，以治男女劳伤、各种杂病。张氏、赵氏、高氏、吕氏祖述而发扬之，遂成海内恶风，致令生灵夭札，死于地黄者最多，其何忍乎？下至二地、二冬、龟板、黄柏诸法，不可缕悉。究其源流，泄火之论发于河间，补阴之说倡于丹溪，二悍作俑，群凶助虐，莫此为甚。足之三阳，自头走足，凡胸胁壅满，上热燔蒸，皆足阳明少阳之不降也，李东垣乃作补中益气之方，以升麻、柴胡升胆、胃之阳，谬矣，而当归、黄芪，亦复支离无当。风寒之症，仲景之法备矣，陶节庵作九味羌活之法，杂乱无律，而俗子遵行，天下同符云云。黄著作繁富，时抉精奥，惟所定诸方偏于扶阳，遗精症谓土湿阳衰，生气不达，乃用桂枝、附子；堕胎症谓命门阳败，肾水渐寒，侮土灭火，不生肝木，木气郁陷而贼脾土，乃用干姜、桂枝充其类。将生人绝无阴虚火旺之症，是徒知责人，而不知责己矣。

【点评】黄元御撰《灵素微蕴》4 卷，以阴阳升降为所，尊重《内经》《伤寒论》及《备急千金要方》，对后世医家多贬低。其说亦有偏颇之处。陆氏对前代医家的批驳亦有过激之处，不足全信。

余杭稽留山石云院彻尘上人①，以其家传经验奇方济世活人。年老惧失传，悉付之梓，名曰《石云选秘》，凡二卷。书中有接骨神方，用闹杨花子，烧酒浸一夜煮酒，每服二分，亦可蒸透晒干为末，入虎骨五分，早上服，午间骨响，接上神效。余以庠说：天台叶氏售跌打损伤药致富，甚秘其方，后为佣工人窃得以传，乃用闹杨花子置灶边，得烟气熏蒸二三年后，研为末，收藏勿泄气。每服二三分酒下，治损伤立效，但力猛不可多服，石云方正与此同。

归安江氏涵暾《笔花医镜》，谓程钟龄《女科》一卷，悉从诸大家论说中斟酌尽善而出之，字字毫发无憾，并无近时《临证指南》等纤

---

① 彻尘上人："彻尘"，原作"微尘"，据文义及《余杭县志稿》改。光绪三十二年（1897）《余杭县志稿》："彻尘，慈溪王氏子。祖上英，精岐黄术。彻尘朝夕侍从，录经验方及制药秘法成快。年十九，就稽留山石云禅院剃染，参大乘经典，贯串心学、医学，尝谓治病先殆心，以我心印人心，心心相印，调和六气，洞初五脏，生死关头，乃了然指下。五十年，出其家法以活人，不受值。"

巧习气，故依治每收实功。不知《临证指南》虽成于叶氏之门人，采录冗繁，诚为可议，然其审证立方，实多可法可传。即如女科之症必主奇经，洵能独出手眼，遵而用之，鲜不获效。程氏书岂能见及此耶？是故读程氏书可与立，不若读叶氏书可与权也。

秀水钱彦臞处士①经纶，居王江泾，康熙间人也。医术精核②。有人仲冬病寒，诸医杂治不效，独处士言伏暑，投青蒿一味而愈。治病受值，必视其贫富，贫者常谢不受，富人以厚币远来，则又却之，且谢曰：若币重，不难致他医，何必我？我邻里孤穷疾病者若而人，待我诊治安能舍之他适哉！或道逢他方人问钱先生安在？辄应曰：死久矣。用是名不出乡里，而贫亦如故。殁后乡人相传为土地神，历百余年未尝著灵怪，而祷祠下者不绝，盖隐君子之有德于乡间者也。著有《脉法须知》三卷，咸丰五年，其同里计二田上舍光昕，为锓板以传，贻余读之，盖荟萃诸家之说，而出之以精确，非积学有得者不能也。其《问法要略》一篇，语约而意详，胜于张景岳之《十问》，备识于此：入国问俗，入家问讳，上堂问礼，临病问便，慎之至也。问男女老幼贵贱得病何日，受病何从，饮食便利，情怀劳逸，今昔何如，曾服何药，日夜起居，寤寐有无，痰嗽呕噫，胀闷汗渴烦悸，头目耳鼻口咽喉胸胁腰背腹痛，手掌冷热，喜恶寒热，膝酸足肿，曾患何疾，疮伤中毒，痞血病久，或汗下过伤，所嗜何味何物，或纵酒，或长斋，或房室，或泄滑，问妇女月水，有孕果动否。寡妇室女气血凝滞，两尺多滑，非胎也。心腹痛当问新久，懒言惟点头，中气虚也。昏愦不知人，或暴厥，或久病；妇人僵厥，多中气，宜辨

---

① 处士：泛指未做过官的士人。
② 精核：精辟翔实。"核"，疑当作"该"，"精该"谓精湛而广博。

之。小便黄赤为湿热，清之渗之，小便色白，无热也，不可治热，利则气顺，涩则痰滞，重坠牵掣为虚，烦闷拘急为实；喜热恶利为虚，喜利恶热为实。

嘉善名医俞东扶先生震《古今医案按》十卷，乾隆四十三年自序刊行，其书选择简严，论说精透，可为医林圭臬，惜坊间流传甚少。道光时重修《嘉兴府志·方技门》，不为先生立传，《撰述志》亦不载此书，缺点也。其书甚推尊叶氏，所录治案，多《临证指南》所未载，卷三《痢门》有曰：嘉善一妪，常便血，时发时止，至五旬外，夏月便鲜血，里急后重，时或不禁，脉软不数。用五苓、建中转甚。因向宜凉血药，仍以四物加槐、榆、楂、曲，亦无效。叶天士先生以生苍术、生厚朴、炒陈皮、炙甘草、鸡内金、砂仁壳、丁香柄丸服全愈。又有一童子久痢，叶亦用此方全愈。人不解其故，震读徐春圃《医统》，因见此方，名醉乡玉屑，治小儿食瓜果致痢久不愈，乃服先生之典博也云云。余尝以此方加车前子、泽泻，治食伤水泻，亦多获效。

【点评】嘉庆五年《嘉善县志·艺文志》收录俞震《古今医案按》10卷，青浦徐恕序。同书《人物志》曰："俞震，字东扶，惺斋其号也。性敏慧，自幼博览群书，兼工吟咏。后因善病，遂习岐黄术。师事金钧，得其秘奥。疗疾多奇中，名日重，公卿延聘踵相接。"道光时重修《嘉兴府志》中虽无记载，然嘉庆《县志》已有如上载述，故陆氏此处论述应是有误。

吴恕《伤寒指掌》十卷，见殷方叔《医藏目录》；皇甫中《伤寒指掌》十四卷，见《四库全书·医家类存目》。二书皆少传本。嘉庆初，苕南吴坤安贞，又著《伤寒指掌》四卷，以南方近日之伤寒大半属于温热，治法与伤寒不侔①，伤寒入足经，而温邪兼入手经，伤寒宜表，而温邪忌汗，伤寒药宜辛温，而温邪药宜辛凉，苟不辨明，必有误治，故其书既述六经本病，而特参以温热立论，兼及类伤寒之症，先古法，后新法，条分缕晰，既精且详。余从乌程邵蔼人茂才（楠）借录一部，为蔼人之尊人仙根先生所评择，阐发曲畅，令阅者心开目明。仙根先生治病二十余年，屡拯危笃，盖得力于此书为多。

【点评】南北风土不同，西北高寒而江南温热，故有伤寒多发北方而南方多为温病之说，用药也从辛温解表转为辛凉解表类方，形成后世温病学的主要指导思想。

本朝医学极盛，医书亦大备。伤寒之书，喻嘉言《尚论篇》、柯韵伯《来苏集》、王晋三《古方选注》俱独出手眼，直抉心源。伤寒六经兼诸症，柯氏发其端；温热等病究三焦，叶氏宣其旨。茗南吴坤安荟萃群言，勒为成书《伤寒指掌》，而伤寒之学无余蕴矣。杂病之书，首称叶天士《临证指南》，而张石顽《医通》、秦皇士《证因脉治》次之。他若吴鞠通之温《温热条辨》，戴麟郊《广温疫论》、刘松峰《松峰说疫》、余师愚《疫症一得》之疫，吴师朗《不居集》之虚劳，萧慎斋《女科经纶》、沈尧峰《女科辑要》之女科，程凤雏之幼科《慈幼筏》，叶大椿之痘科《痘学真传》，顾世澄②之外科《疡医大全》，皆突过前贤。本草之书，刘若金《本草述》、卢子繇《本草乘雅半偈》、倪纯宇《本草汇言》、张隐庵《本草崇原》、张路玉《本经逢原》、邹润庵《本经疏证》、赵恕轩《本草纲目拾遗》，罔不领异标新，足资玩索。医案之书，魏玉璜之博大《续名医类案》，俞东扶之精深《古今医案按》，顾晓澜③之灵巧《吴门治

---

① 侔(móu 谋)：相当。

② 顾世澄：一名澄，字练江。陆氏原作"澄江"，概误，今据文义改。

③ 顾晓澜：原作"顾晓园"，今据文义改。

验录》，并堪垂范来世。辨正之书，徐灵胎之《医贯砭》，孔以立之《医门普度》，刘松峰之《温疫论类编》，姚颐真之坊贾假托叶天士，其实乃姚所撰也，均可觉迷振愦。单方之书，毛达可之《济世养生集》《便易经验集》，亦为医门珍笈，其余著述如林，尚难悉数。有志于学者，诵习古书，而又潜研诸家，弃驳取纯，融会而贯通之，何患道之不明、不行乎？

高丽康命吉《济众新编》，采集众书而成，无甚创解，惟新增管见一条，论服人参、附子之害，语特精当，足以警世，录之：无论大人、小儿，人参、附子用之于热在阳分，则其害立死，医者即觉；若用之于热在阴分，则外似无害，或至数两而死，或致数斤而死，死亦不悔，医者、病者终不觉悟。盖病在阴分，用热药熬尽其津液，然后命尽故也。如此死者，频频见之。

西国医士合信氏①《西医略论》，略内症而详外症，其割肉、锯骨等法，皆中国医人所不敢用者，内治之法亦与中国异，如治疟用信石酒，霍乱用雅片膏、樟脑滚酒和服，使中国医人用之悖矣，其诊脉至数验以时表，取其旋运有准，谓华人用鼻息呼吸，恐有迟速长短，不如时表之准也。

【点评】陆氏对海内外医学论著均有涉猎，对中外用药差异也有独到见解，对西方的外科手术，鸦片、信石等入药的医疗方法持保留态度。

吴门顾松园靖远，少日有声黉序②，后因父患热病，为庸医投

① 合信氏：Benjamin Hobson(1816—1873)，英国传教士。
② 黉(hóng 红)序：古代的学校。

参、附所杀，于是发愤习医，寒暑靡间者阅三十年，求治者踵相接。曾供直御医院，以亲老归。著《医镜》十六卷，徐侍郎秉义为之序，称其简而明，约而该，切于时用而必效，非虚语也。尝治汪缵功患时感症，见症属阳明，因立白虎方，每剂用石膏三两，二服热症顿减。郡中著名老医谓遍身冷汗，肢冷发呃，非参、附勿克回阳，诸医和之，群哗白虎再投必毙。顾引仲景热深厥亦深之文，及嘉言阳症忽变阴厥，万中无一之说，谆谆力辩。诸医固执不从，投参、附回阳敛汗之剂，汗益多而体益冷，反诋白虎之害，微阳脱在旦暮。势甚危，举家惊惶，复来求诊，顾仍用白虎，用石膏三两，大剂二服，汗止身温，后仍用前汤加减，数服全愈。遂著《辨治论》，以为温热病中宜用白虎汤此说与余师愚《疫症一得》相合，学者当参观之，并不伤人，以解世俗之感。顾有秘方，载在《医镜》，一为治膈再造丹：川黄连二两去毛细切，用水九碗，煎至六碗，又加六碗，煎至三碗，下赤金一锭，重二两，纹银一锭，重二两，浸汤内、大田螺五十枚仰放盘中，以黄连汁挑点螺眼，顷刻化为水，用绢滤收、莱菔子煎汁、韭菜汁、侧柏叶汁、梨汁、竹沥、童便各小半碗、人乳、羊乳、牛乳各一大碗，将黄连水同金、银、田螺汁煎至碗半，次下莱菔汁煎至碗半，次下韭汁，次下侧柏叶汁，次下梨汁，次下竹沥，次下童便，俱以煎至半碗为候，将金、银取起，下人乳煎，次下羊乳，次下牛乳，俱以煎至一碗为候，成膏，入瓷罐内封口，埋土内一夜。每用一茶匙，白滚汤下，极重者三服全愈。如汤水不能进者，将膏挑置舌上，随津咽服，自能饮食。然愈后须食糜粥一月，方可用饭，此方清火、消痰、去瘀、滋阴、养血、润燥，得之何氏按京江何培元《济生方》①中有此方家传，谓能挽

---

① 《济生方》：疑当为《济生论》。

回垂绝之症，故以再造名之。一为治痧硫矾丸：明矾、硫黄各四两，先将二味为末，用豆腐浆在砂罐内煮一昼夜，取出，去豆腐渣仍入罐，微火熬至干燥，贮入瓷瓶，埋地深三尺，三日后取出，矾、硫化紫金色，最下一层有渣泥不用。再将茯苓、山药各三两，同蒸晒露一宿，酒炒当归、白蒺藜各四两，乌药、半夏炒各三两，杏仁焙一两半，陈皮去白、炒小茴香各一两，以上各药共研细末，枣泥为丸。清晨盐汤下一钱，临卧白汤下一钱。此方为断除痧根之神剂。有人病痧十年，或十日，或一季、半年，时一举发，痛不可忍，叫喊惊人，甚即晕去，或用探吐，或用醋炭熏搐，略得解醒，不能断除，后用此丸数服，而病霍然如失。此症深入骨髓，百无一救，幸得此方，竟可起死回生，且余屡经试验，其效若神，真千金不易之圣药，故亟为表示，以公诸世。顾又有治虚劳方，用生地、熟地、天冬、麦冬、龟板、桂圆、玉竹、茯苓、人乳、山药，《吴医汇讲》乃属之汪缵功，方中增入牛膝一味，岂顾著《医镜》一书，为汪氏所窃取耶？附志于此，俟后之君子详考焉。《医镜》一书世无刊本，其中自制方佳者甚多。己未岁，从直隶李参军晋恒假录全部，庚申，杭州遇乱失去，深可愧惜。

咸丰戊午冬月，吴晓钲应京兆试归，寄我《齐氏医案》六卷，乃四川叙州齐有堂秉慧所著，自序作于嘉庆十一年。内有效方数则，录之。救劳杀虫丹：鳖甲一斤酒醋浸透，茯苓五两，熟地、山药、沙参、地骨皮各一斤，山萸肉八两，白芥子、白薇各五两，人参二两，鳗鲤鱼重一斤余或二斤更好。先将鳗捣烂，和前药为细末，粳米饭碾成丸，梧子大。每夜五更时洗脸，北面向天念北斗咒北斗咒云：瘵神瘵神，害我生人，吾奉帝敕，服药保生，急急如律令。七遍，即以开水送丸五钱。服毕，南面吸生气入腹中，烧降香置床下。午时又根据前法吞服。曾以此法治曹三思，服至半料①，虫尽化水，由小便下，状若稀糊。半载而康，连生五子。按《仁斋直指》劳瘵方有北斗咒，其辞相同，其药则异，又有用天灵盖并咒，不若齐氏方之纯正。神应散：治时气缠喉，水药不下，牙关紧闭，不省人事等症。余以此方活人甚多。修合之，佩以济人，德莫大焉。用明雄黄水飞、枯矾煅研、藜芦生用、牙皂炙黄等分为末，磁瓶收贮，每用豆大一粒，吹入鼻内，取嚏吐痰神效。神仙通隘散：治咽喉肿痛，生疮声哑，危急之甚，并治虚劳声嘶咽痛，用硼砂、儿茶、青黛、寒水石各二钱，蒲黄、牙硝、枯矾、川连、黄柏各六分，冰片、潮脑各二分，共研极细末，瓷瓶收贮。每用吹鼻立效。齐尝出游，舆夫发痧，昏晕欲绝，仓卒无药，一老翁告曰：可即透取烟管中油如豆大，放舌下，捧水饮之。如法治之，少顷，舆夫起，曰：真灵丹也，我病去如失矣。乃抬齐回家。老翁又言此法不特治痧，尤能治毒蛇咬伤，以烟管烧热，滴油擦患处立效。后以试用，果验。

【点评】此处记载之咒术，与陆氏反对医界流行的乩方观点似有矛盾之处。碍于所处历史时期、医学水平的限制，陆氏对神鬼之说并未全盘否定，此处应当辩证看待。

大兴刘继庄献廷，负经世才，于学无不淹贯。所著《广阳杂记》，间有及医事者，述之以资多识。有妇人患小腹中痛，气冲上不得卧，百药不效，已骨立矣。有吴人诊之曰：此乃经时不谨所致。用白芍二两、香菌一两、猪外肾一对，煎汤，滑石、白矾各五分，共为末，以豆腐衣包之，煎汤送下，下黑血甚多，一剂而愈，亦奇方也。

龚首骧夫人病头风已数年矣，每发时痛欲死，骨节间格格有声，

---

① 料：量词，用于中药配制丸药的剂量单位，处方剂量的全份为1料。

已坏一目，而痛不止。延余诊之，定一方用酥炙龟板二钱，麻黄、藁本各一钱，甘草五分，后更为定一方，用何首乌、苡仁、牛膝，令服二剂而愈。

明末高邮袁体庵，神医也。有举子举于乡，喜极发狂，笑不止，求体庵诊之，惊曰：疾不可为矣！不以旬数矣！宜急归，迟恐不及矣。道过镇江，必更求何氏诊之。遂以一书寄何。其人至镇江而疾已愈，以书致何，何以书示之曰：某公喜极而狂，喜则心窍开张，不可复合，非药石之所能治，故以危言惧之以死，令其忧愁抑郁，则心窍闭，至镇江当已愈矣。其人乃北向再拜而去。

太平崔默庵，医多神验，有一少年新娶，未几出痘，遍身皆肿，头面如斗。诸医束手，延默庵诊之，默庵诊症，苟不得其情，必相对数日沉思，反复诊视，必得其因而后已，诊此少年时，六脉平和，惟稍虚耳，骤不得其故。时因肩舆道远腹饿，即在病者榻前进食，见病者以手擘目观其饮啖，盖目眶尽肿，不可开合也。问思食否，曰：甚思之，奈为医者戒余勿食何！崔曰：此症何碍于食。遂命之食，饮啖甚健，愈不解。久之，视其室中床榻桌椅漆器熏人，忽大悟曰：余得之矣！亟命别迁一室，以螃蟹数斤生捣，遍敷其身，不一二日肿消痘现，则极顺之症也。盖其人为漆所咬，他医皆不识云。

【点评】明代《奇效良方》中记载蟹解漆毒，此种用途在《古今医统大全》"解毒门"中亦有记载。

新安程云来ᵣ，博究群书，所著《医暇厄言》，乃深于格致之学者。余尤爱其论夜卧一则，有裨于养生，录之：夜卧能使气降，昼卧能使气升。人至暮劳极，眼白昏而带赤，静卧一宵，诘朝对镜，清澈如故，此气降之验也。昼倦当静坐片时，或散步玩物，睡愁自解，若因而沉寝，则初觉之时目白必赤，此因卧而气反升之验也。盖昼当与阳俱开，乃逆其候而闭之，譬如夜当与阴俱闭，乃故狂呼豪饮，皆伤寿源。古人云：夙兴夜寐，出作入息，天之命，人之纪也。愚一生劝人夙兴，不劝人夜坐。

吴门朱东樵_朝，有《本草诗笺》，钱塘陆典三_{文谟}，亦有《本草诗》，而陆为胜，征引亦较广博，药各系以七律，凡五百三十四首。录其第一首人参诗云：五叶三丫别样新，黄参上党味尤纯。瑶光星散天边宝，人体精成地底珍。开胃助脾能补气，宁心润肺自安神。元阳可唤春回转，虚实须教识别真。按人参功用固大，误服之害亦非细，末句命意深矣。

袁随园所为《徐灵胎先生传》，载治连耕石疾，阅之不甚了了，近观《洄溪医案》，乃如释然。医案云：芦墟连耕石，暑热坏症，脉微欲绝，遗尿谵语，寻衣摸床，此阳越症，将大汗出而脱，即以参、附加童便饮之，少苏而未识人也。余以事往郡，戒其家曰：如醒而能言，则来载我。越三日来请，亟往，果生矣。医者谓前药已效，仍用前方，煎成未饮，余至，曰：阳已回，火复炽，阴欲竭矣，附子入咽即危。命以西瓜啖之，病者大喜，连日啖数枚，更饮以清暑养胃而愈。后来谢，述昏迷所见，一黑人立其前，欲啖之，即寒令入骨。一小儿以扇驱之曰：汝不怕霹雳耶？黑神曰：熬尔三霹雳，奈我何！小儿曰：再加十个西瓜何如？黑神惶恐而退。余曰：附子古名霹雳散，果服三剂，非西瓜则伏暑不消。其言皆有证据，亦奇事也。

卷　三

形体

鼻之下、口之上为水沟穴，名为人中，其说有二：一谓自此而上，目、耳、鼻皆双窍；自此以下，口及二便皆单窍。上三画阴，下三画阳，合成泰卦也。一则谓天气通于鼻，地气通于口。天食人以五气，鼻受之；地食人以五味，口受之，穴居其中，故名之曰人中。见程云来《医暇卮言》。

【点评】 古以天、地、人为三才，人居天地之中，故上为天庭，下为地阁，中为人中。《黄庭内景经》中便有"天庭地关列斧斤"之说。其中，天庭为两眉间；地关为额，也称为地阁、地角。

膀胱，或谓有上口无下口，或谓有下口无上口。张景岳、李士材亦主此说，人皆信之，而不知其非也。若无上下口，何以有交肠之病乎？吴县沈实夫果之，独谓上下皆有口，而上口常闭，水之入于膀胱，仍是三焦化入，而非从上口以入。若腑气大虚，则力乏而窍不能闭；或邪热伤腑，则主开泄，而窍亦不能闭，甚至有交肠之病，粪从小肠下口入膀胱上口，并随小便而出。譬如人身之外窍，脐孔与两耳、两乳，亦常闭而不开，有故则或出脓血，或通乳汁，膀胱之上口亦可以类推矣。此论最为近似。余按唐与正治吴巡按病不得溲，卧则微通，立则不能涓滴，询知常服黑锡丹，因悟结砂时铅不死，硫黄飞去，铅沙入膀胱，卧则偏重犹可溲，立则正塞水道，以故不能通，令取金液丹三百粒，分为十服，煎瞿麦汤下之。膀胱得硫黄，积铅成灰，从水道下，犹累累如细砂，病遂愈。观此益可证膀胱之有上下口也。

【点评】古代中医缺乏解剖学佐证，对人体脏器的认识多有臆测，不利于医学的发展。陆氏此处亦未能免俗。

中风

中风最宜辨闭、脱二证。闭证口噤目张，两手握固，痰气壅塞，语言謇涩，宜用开窍通络、清火豁痰之剂，如稀涎散、至宝丹之类。脱证口张目合，手撒遗尿，身僵神昏，宜用大补之剂，如参附汤、地黄饮子之类。然闭证亦有目合遗尿、身僵神昏者，惟当察其口噤、手拳、面赤、气粗、脉大以为别；脱证亦有痰鸣不语者，惟当辨其脉虚大以为别。至于闭证气塞，亦有六脉俱绝者，不得以无脉而遂谓是脱证也。

伤寒

徐灵胎《伤寒类方》白头翁汤注云：凡下重者，皆属于热。按《金匮要略》云：小肠有寒者，其人下重便血。是则下重不专属于热矣，特热证较多，当察脉证治之，不可执一。阳明主阖，故其病为胃家实；太阴主开，故其病为自利。胃家实者，是胃液燥竭也，故必渴，药用栀豉、白虎人参、竹叶石膏、承气等，以存津为主；自利者，是脾脏寒湿也，故不渴，药用理中、四逆等温中为主。

【点评】《金匮要略》原文为"下利便脓血者，桃花汤主之"；"热利下重者，白头翁汤主之"。陆氏文中"小肠有寒者，其人下重便血"非仲景原文，而为阐述"下利便脓血者，桃花汤主之"所作。桃花汤温中涩肠，为治疗虚寒血痢的主方。

《伤寒论》桃花汤证，或以为寒，或以为热，或以为寒热不调，或以为先热后寒，持论不一。独沈楗怀《医学三书》论至为详确，备录之：阳病下利，便脓血，协热也。阴病下利，便脓血，下焦不约而里寒①也，与桃花汤固下散寒。成氏此注，深合仲景之旨。盖少阴传经阴病，病于少阴之经，实结于胃；少阴直中之寒证，病在本脏，下焦虚寒，失闭藏之职，故用温补，以散里寒而固肠胃。《准绳》反以成氏释里寒为非，岂不思热而用固肠收涩之剂，则热何由去耶？吴绶②谓此症三阳传来，纯是热病，赤石脂性寒，假干姜以从治之。彼盖见血为热，不知有形之血必赖无形之气以固之，下焦虚寒不能固血，非温补不能助阳以摄阴，何必阳病热而始便脓血哉？赤石脂性温，丹溪、东垣皆云，然吴绶何据而谓其寒？喻昌颇知仲景救阳之意，而于此条亦以为热证，乃云滑脱即不可用寒药，何以仲景于自下利者，多用黄芩、黄连耶？白头翁又何为耶？其注支离矛盾，学者当

---

① 里寒：原作"里热"，据医理改。

② 吴绶：原作"吴缓"，今据文义改，下同。吴绶，元末明初人，以名医证至京师，仕至太医院院判。著《伤寒蕴要全书》（一名《伤寒蕴要图说玄微》），发明五运六气，画图立说，究校玄投。

细详之。以湉按：下利热多寒少，其辨少阴寒利之法，汪苓友《伤寒辨证广注》言之最悉，附录于此：少阴里寒便脓血，色必黯而不鲜，乃肾受寒湿之邪，水谷之津液为其凝泣，酝酿于肠胃之中而为脓血，非若火性急速而色鲜明，盖冰伏已久，其色黯黑，其气必臭，其脉必细微，但神气静而腹喜就温，欲得手按之，而腹痛乃止。

阴证阳证

病证阴阳疑似，最难辨别，即如厥有阴阳二证，李士材谓阴厥脉沉弱，指甲青而冷；阳厥脉沉滑，指甲红而温，以此为辨。蒲城王竹坪先生梦祖《伤寒撮要》采之，以为此说最精，留心体验之，百不一失。然观《续名医类案·疫门》，载施幼升六月患时疫，口燥舌干，苔刺如锋，咽喉肿痛，心腹胀满，按之痛甚，渴思冰水，小便赤涩，得涓滴则痛甚，此当急下之证也。惟通身肌表如冰，指甲青黑，六脉如丝，寻之则有，按之则无。医者引陶氏《全生集》以为阳症，但手足厥逆，若冷过肘膝便是阴证，况通身微冷乎？又陶氏谓阴阳二证，全在脉之有力、无力中分，今已脉微欲绝，按之如无，比无力更甚，遂进附子汤，烦躁之极，不逾时竟殒。观此知阴证似阳，又未可以脉沉弱、指甲青冷为凭。余按：成无己曰：凡厥，若始得之，手足便厥而不温者，是阴经受邪，阳气不足，可用四逆汤；若手足自热而至温，从四逆而至厥者，传经之邪也，四逆散主之。此说辨别，至为精审。又凡六气之感，异于伤寒之传经者，惟舌较为可凭，阴症亦有黑苔、焦黄苔，然其苔必浮胖，或滑润而不枯，此等处非细心体察，鲜不致误。上海王协中敬义《疫疠溯源》载：吴门汪姓，患疫症适当盛暑，体厥四肢冷极，脉虚，医用参、附并四逆等药，遂至危殆。及延余诊，见其咬碎唇舌，周身赤斑成片，形倦，而口中谵妄不成语句，脉参伍极乱，已无下手处矣。以此合魏案观之，知阳证阴脉，误投温热，必至杀人，可不惧哉？

上所述通身肌表如冷，指甲青黑，六脉如丝，进附子汤而殒，此阳证似阴，误作阴证治而死也。亦有阴证似阳，误作阳证治而死者，黄退庵《证治指要》云：一妇小产后，身作大热，舌黄脉大，口干，大便多日不解，医者不辨其假，而用白虎汤，一服便通热缓，病家大悦。余诊之，谓此乃格阳于上，其方不可再服，必当温补。问既系虚证，何昨日服药大便通，热势解耶？余曰：此大便之结，如寒月水泽腹坚，其通者，几微元阳为寒凉所逼而出；其热势减者，亦因寒凉灌濯，暂为退舍，脉象浮大，软如丝絮，急服八珍汤，尚恐无及。其家不信，医来复诊，见有应效，仍用前方加麦冬、五味子。服后两目直视，循衣摸床，一昼夜而终，悔无及矣。余按：肌寒在内而格阳于外，寒在下而格阳于上，此为无根之火，症见烦躁欲裸形，或欲坐卧泥水中，舌淡苔黄，口燥齿浮，面赤如微酣是为戴阳，或两颧浅红，游移不定异实热症之尽面通红者，叶天士谓戴阳之红，红而娇嫩带白。言语无力，纳少胸闷，渴欲饮水；或咽喉痛而索水，至前复不能饮，肌表虽大热。而重按则不热，或反觉冷，或身热反欲得衣，且两足必冷，小便清白，下利清谷亦有大便燥结者，脉沉细，或浮数，按之欲散，亦有浮大满指，而按之则必无力，是宜温热之剂。如八味丸等药，须凉服，从其类以求之也。

【点评】明代张介宾在《景岳全书》中阐述"两纲六变"，以阴阳为辨证诊断的大纲，"凡诊病施治，必须先审阴阳，乃为医道之纲领"。认为证、脉、药均有阴阳的不同，临证中需谨慎辨别。陆氏进一步引前人之言，认为阴阳更有真假之鉴别，尤其需要重视。

暑

陆丽京《医林新论》谓人之游于暑月而清明①在躬者，恃有元气以胜之。世俗夏月辄服香薷饮，不知香薷性味辛温，走散真气；厚朴气力辛猛，摧陷元阳，招暑引邪，无过于此。更有服六一散者，不知甘草性虽和平，而向有中满喘胀，及胸多积滞者，亦不宜概用；滑石利窍，表虚者服之则卫气不固，遗滑者投之则精关不守，此又不可不审也。孙真人以为虚弱之人暑月当服生脉散，又云：夏月常服五味子，以补五脏之气。余则以为寻常汤饮，须用乌梅砂糖汤；寻常水饮，须用梅浆水，此既补元，又能消暑，况兼爽口，贫者可以通行。又见有夏月施茶茗者，其性寒凉消克，暑月之人元气已自摧残，而劳伤因惫，正借资扶，乃更饮茶茗，重虚其虚，冷冻饮料则腹痛泄泻，热饮则散表出汗，胃气一虚，不觉暑气透入，忽而长途昏倒，痧闷丛来，变生俄顷，皆此地之为，而人未之知也。此后有施汤饮者，热汤宜调入砂糖少许，冷水宜调入梅浆少许，如有梅浆，亦可入砂糖少许，收敛真气，大助元神。既饮之后，两目神明顿爽，两足精力涌出，饥即暂饱，渴亦生津，此可验也。不则宁用白滚汤或白水。丹溪云：淡食能多补，况太羹元酒②，以无味为至味，故当知其利益耳。吾愿世之为善人长者之行者，其亟改而传广之。余谓香薷饮决不可服，六一散若于暑路远涉之后，胸痞恶食，饮之以解暑气，往往获验，特非常服

---

① 清明：清醒明白。

② 太羹元酒：太羹，即大羹，不和五味的肉汁。元酒，即玄酒，古代祭祀时当酒用的水。

之品；砂糖、梅浆，诚远胜于茶茗，然既受暑气之后，服之病必增剧，以此施舍，安得遍执途人而问之。窃谓养生家之服食，当效其法，若欲施之行路，转不如白滚汤之有利无弊。按：章杏云《饮食辨》云：暑月力作及注夏之人，常饮糯米汤_{籼米亦妙}代茶，能保肺气，固卫阳。此却人人可用，胜于砂糖、梅浆也。

方书有云：暑月中热卒死，姜汤、童便乘热皆可灌之，切勿饮以冷水，及令卧冷地，即至不救。今按暑症忌姜，尝有中暑而患干霍乱者，饮姜汤一盏即毙。治中热卒死，古方蒜泥井水法最良。吾里孔雅六学博_{宪采}言尝于酷暑中见一老妪倒地，口眼尽闭，鼻无气息，急令人以蒜头二颗研烂，取路上热土_{日晒处净土是也，污泥不可用}，新汲井水一碗调匀，以箸启其齿灌之，五七匙后，始受而作呕，灌尽大吐有声息，手足亦渐舒动，至黄昏后方苏，自云烈日中行十余里，心烦口燥，啖麦饼晕闷而绝，不自知也。投以此方，暑食俱得吐去，而人乃苏。后屡治中暑者均效。

【点评】夏季暑邪为病，耗气伤津，无论香薷饮温燥化湿，还是六一散清暑利湿，均有所不足。陆氏借鉴孙思邈生脉散之法，以乌梅砂糖酸甘化阴，药食同源。

暑风

表弟周克庵学正①士燮，熟精医理。道光丙午夏，暑风甚剧，时

---

① 学正：地方学校学官。

疫大作，俱兼喉痛，亡者接踵，医皆束手，克庵家病者甚众，亲自疗治获痊，悯世医之寡识，为作论曰：暑风由口鼻而入，时冷秽气亦由口鼻而入，先伤上焦手太阴肺经，其始见症也，或喉痛而腐，或不腐，洒洒恶寒，蒸蒸发热，有汗不解，遍体现红晕，舌白腻。首用辛凉平剂，连翘、薄荷、荆芥穗、银花、淡豆豉、牛蒡子、苦桔梗、杏仁、元参、紫马勃、瓜蒌皮、白茅根、竹叶，可随症选用，以表泄表风，兼宣秽浊。其继也，但热不寒，喉痛仍在，痰涎稠腻，目红多眵①，舌绛无苔，红痧杂以白疹，烦渴瞀闷，躁扰不安，寐则自语，醒则神清，状类犀角地黄及白虎汤证。不知肺卫与心营甚近，此系肺热侵逼包络，未尝竟入营分，以神不昏昧辨之，此时遽与犀角，是开门揖盗也，或识蒙窍阻，犀角并牛黄清心丸、至宝丹亦不在禁例。至白虎证脉洪大，自汗不止，口渴无度，遵古法脉之诚无误，倘用不合法，恐肺经之邪热无出路，致下迫大肠而为痢也，宜用川郁金、黑山栀、瓜蒌皮、芦根、竹叶、桑叶、池菊之类，以廓清热邪，开泄秽气，如毒重者，甘草、人中黄、大青叶、板蓝根，亦可随意加入。再兼症或有身痛肢软，即暑风流走肢体，参用防己、秦艽、桑枝一二味可也。总之，此证留恋手太阴肺经居多，故用药宜轻清宣解，不必用苦寒沉降之品诛伐中、下二焦无过之地。

【点评】此疫病以太阴肺经为甚，直入心营，陆氏在治疗中重视清法，用药以辛凉甘寒为宜，不宜采用苦寒之品，克伐脾肾。叶天士在《外感温热篇》中重视散上焦之热，慎用血药，以防滋腻难散。可与陆氏之说互参。

---

① 眵(chī吃)：眼睑分泌来的黄色液体或由其凝结成的淡黄色的固体。俗称眼屎。

霍乱转筋 俗称吊脚痧

山阴田雪帆明经晋元，著《时行霍乱指迷辨正》。世俗所称吊脚痧一证，以为此真寒直中厥阴肝经，即霍乱转筋是也。初起先腹痛，或不痛，泻利清水，顷刻数十次，少者十余次，未几即手筋抽掣，呕逆，口渴恣饮，手足厥逆，脉微欲绝，甚则声嘶舌短，目眶陷，目上视，手足青紫色，或遍身青筋硬凸如索，汗出脉绝，急者旦发夕死，夕发旦死，缓者二三日或五六日死，世医认为暑湿，妄投凉泻；或认为痧气，妄投香散十香丸、卧龙丹之类，鲜有不毙。宜用当归四逆加吴茱萸生姜汤当归二钱、炒白芍钱半、桂枝钱半、炙草一钱、通草一钱、吴萸钱半、细辛八分、生姜三片、黑枣三枚，水煎冷服，轻者二三剂一日中倾频进二三剂即愈，重者多服数剂，立可回生，百治百效，真神方也。如呕者，本方加姜制半夏三钱、淡干姜一钱；口渴恣饮、舌黄，加姜炒川连五分为反佐，《经》所谓热因寒用①也。腹中绞痛，名转筋入腹，加酒炒木瓜三钱；手冷过肘膝，色现青紫，加制附子三钱。若声嘶目上视，舌卷囊缩，脉已绝为不治，服药亦无及，速用艾灸法脐下三寸关元穴，用附子捣烂，擀作饼，如钱大，安穴上。以龙眼大艾炷加其上，灸十四壮，重者三十壮。呕泻止，厥回即愈。如无附子，用生姜切片如钱，贴灸亦可。无姜，贴肉灸亦妙。病入腹内知温，呕泻即渐止。

---

① 热因寒用：《素问·至真要大论》："热因寒用，寒因热用，塞因塞用，通因通用，必伏其所主，而先其所因，其始则同，其终则异，可使破积，可使溃坚，可使气和，可使必已。"王冰注云："逆其好则拒治，顺其心则加病。若调寒热逆，冷热必行，则热物冷服，下嗌之后，冷体既消，热性便发，由是病气随愈，呕哕皆除，情且不违，而改大益，醇酒冷饮，则其类也。是则以热因寒用也。"于当归四逆加吴萸生姜汤中加姜炒川连，以为反佐，亦有"冷体既消，热性便发"之效，属于"热因寒用"之法。

量寸法，以病人中指中一节若干长为一寸，用草心候准量之，不可截断，只须折作三叠，即三寸矣。此症种种皆肝经现症，亦寒邪为病。可疑者口渴舌黄，喜冷饮，及不欲衣被两症耳。缘坎中真阳为寒邪所逼，因之飞越，所谓内真寒而外假热，但以脉辨之，自无游移矣。有习用温补之医，知此证为阴寒，治用附子理中、四逆等汤，温补脾肾，究非直走厥阴，仍不能奏效。余按：此证自嘉庆庚辰年后患者不绝，其势至速，医不如法，立时殒命，而方书罕有详载治法者，特备述之以贻世云。

许辛木云：治吊脚痧莫妙于来复丹。然硫黄须用真倭产，如用土硫黄即不验，而服此丹用小丸者，每即吐出，惟作大丸，临用舂作末服，虽吐亦不尽，再服再吐，少顷药性发，即不复吐而愈。用姜汤送下，须极浓极辣乃佳。道光辛巳，此证盛行，有捣浓姜汁频服而愈者。

【点评】陆氏认为霍乱转筋的病因为真寒假热，口渴、恣饮、舌黄等热象乃寒邪直中厥阴导致真阳外越而致，治疗须温经散寒，以来复丹治疗。此法与《伤寒论》霍乱辨治有异。

热

发热有阳陷入阴者，有阳浮于外者。阳陷入阴者，其热自阴分达于阳分，与疟热相似，而实不同疟，为阴阳交争。此为阳陷于阴，故但热不寒，若独用表散药，则药力从阳分而泄，何由入阴分引阳邪而出？用宜孙真人柴胡梅连散，盖以梅、连摄柴胡入阴分而出之阳，其邪乃得去也说见《小儿诸热辨》。阳浮于外者，乃表里俱虚，阳气不归元而浮于外也，宜以六神散入粳米煎。和其胃气，阳气归内，身体自凉_说_{见《慈幼筏》}。此二证一系外感，一系内伤，临证宜详察之。柴胡梅连散：柴胡、前胡各三钱，胡黄连、乌梅各一钱。上咬咀。每一钱，童便一盏、猪肚一枚、猪脊髓一条、韭根白半钱，同煎，不拘时温服。六神散：四君子加山药、扁豆_{姜水浸，去壳炒}、煨生姜、大枣。

王孟英读书精细，最有卓识，如论虞花溪治夜热症，独能辨前人之误。详见《古今医案按选》，备录于此。

虞花溪治一妇，年四十余，夜间发热，晨退，五心烦热无休止时。半年后，虞诊其脉，六部皆数伏而牢，浮取全不应。与东垣化阳散火汤[①]_{妙，切记此法。今人则竟滋阴降火矣}，四服热减大半，胸中觉清快胜前。再与二帖，热悉退。后以四物加知、柏，少佐炒干姜，服二十余帖愈。

余按：夜热脉数，的系阴虚，因其脉伏且牢，浮取不应，故用升阳散火得效，仍以阴药收功，然阴药用六味及二地、二冬必不效，妙在芎、归合知、柏，及从治之炒干姜也。王孟英云：此热在血分，而误治半年，其热愈伏愈深，故脉症如是。补用升阳散火，所谓火郁发之也；后以炒干姜佐四物、知、柏收功，乃血分受病之专剂，与阴虚生热当用阴药者治法有别，误用皆为戈戟。江氏之注，俞氏之论，皆欠明晰，无怪庸庸者之议药不议病也。

冯楚瞻曰：潮热之证，有阴阳之分。平旦潮热，自寅至申，行阳二十五度，诸阳用事。热在行阳之分，肺气主之；日晡潮热，自申至寅，行阴二十五度，诸阴用事。热在行阴之分，肾气主之。一以清

---

① 化阳散火汤：疑当为升阳散火汤（生甘草、防风、炙甘草、升麻、葛根、独活、白芍、羌活、人参、柴胡），见李杲《脾胃论》。

肺，一以滋肾。若气虚潮热，参、芪、熟附，所谓温能除大热也；血虚潮热，归、芍、骨皮，所谓养阴退阳也。其论潮热颇详。如《伤寒论》所云日晡潮热，以阳明王于申、酉、戌之故。则所谓行阳主肺气，行阴主肾气，乃浑举之辞，不可执一。

【点评】热证有外感、内伤之别，临证需详查。尤其是内伤发热，更应明辨阴阳气血。气虚发热应推李东垣的甘温除热类方，血虚发热以四物、知、柏等收功，阴虚则用六味、二地、二冬类。

热入心胞

大人小儿感证，热入心胞，神昏谵语者，有犀角、羚羊角、连翘、金银花、元参、生地、人中黄、生甘草等味，送下至宝丹，往往获效。其有热邪深入发痉者，亦宜以此疗之。世人遇小儿患此证者，妄谓惊风，用针挑之，走泄真气，阴阳乘逆，转至不救。

咸丰戊午秋日，仁和①司训②吴蓉峰之孙女十二岁，冒暑神昏，谵语发痉。余以前药投之。蓉峰之室人复延女医视之，谓是惊风，以针挑之，次日病热转剧而殒。余甚讶药之无灵，深以为歉。庚申秋日，避难北车塔村，村中陈氏儿发热神昏，谵语发痉，余仍以前药与之，服药后酣睡汗出，似有转机。忽其戚某医来视，谓是惊风，以针挑其胸腹，其汗遂敛，病益加重，至夜即毙。同时余又治二人，病情相

---

① 仁和：即仁和县，为明清时杭州府治所在地。
② 司训：明清时县学教谕的别称。

同，皆用前药得痊，则皆不用针挑者也，始知前二人之死，非药之咎，实由误认惊风而用针挑耳，特志之以示戒。

【点评】小儿热入心胞，见神昏谵语、肢体抽搐等症状者，当与惊风鉴别。

疫

《内经》疗疫小金丹，古法，今不能用。近日所传治瘟之方，刘松峰之五瘟丹：制甘草_甲、<small>己年为君</small>、黄芩_乙、<small>庚年为君</small>、黄柏_丙、<small>辛年为君</small>、栀子_丁、<small>壬年为君</small>、黄连_戊、<small>癸年为君</small>、香附<small>去净细毛</small>、苏叶<small>凤头者</small>、苍术<small>米泔浸</small>、陈皮<small>以上四味为臣</small>、明雄黄<small>另研细</small>、朱砂<small>另研细</small>。制甘草法：<small>立冬日，取大青竹一头截去节，一头留节，纳生甘草于内，蜡封口，浸粪坑中，冬至日取出，晒干听用。</small>前甘草五味，当以某年为君者多臣数之半，如甘草二两，则此外八味止用一两，雄、朱二味又减半，止用五钱，于冬至日将甘草等九味为末，雄、朱另研，以一半入甘草等药末中为丸，留一半为衣，再用飞金为衣。大人服者丸如梧子，小儿服者丸如黍米，雪水、生蜜为丸。面东服五十丸。病轻日浅者一服愈，病深日久者三四服愈，忌一切厚味。此方兼治暑月一切热证，又解痘疹毒。有力之家制丸施人，功德无量。至于避瘟之法，用乳香、苍术、细辛、生甘草、芸香、白檀香为末，枣肉丸，焚之。又以贯众浸厨房水缸用之。又雄黄二两，丹砂、鬼臼、石菖蒲各一两，共为末，井水调和，涂五心及额上、鼻中、耳门，辟瘟甚验。若入瘟家，以麻油涂鼻孔，出再取嚏，则不染，皆善法也。而握要之法，则如张景岳所云：必节欲节劳，仍勿忍饥而迎其气，尤为得之。

常州余师愚霖客中州时，父染疫，为群医所误。及奔丧归，视诸方皆不外治伤寒之法，思此症必有以活人者，公之于世，稍释隐憾，因读《本草》言石膏性寒，大清胃热；味淡而薄，能表肌热；体沉而降，能泄实热，恍然大悟，非此不足以治热疫。遇有此症，投之无不获效。历三十年，活人不少，遂著《疫症一得》二卷，于乾隆五十九年，自序刊行。大旨谓吴又可辨论伤寒、瘟疫甚晰，如头痛发热恶寒，不可认为伤寒表症，强为热汗，徒伤表气；热不退，又不可下，徒损胃气。斯语已得其奥妙，惟于从口鼻入不传于胃而传于膜原，此论似有语病。至用达原、诸承气，犹有附会表里之意。惟熊任昭首用败毒散，去其瓜牙，继用桔梗汤，用为舟楫之剂，退胸膈及六经之热，确系妙法。余采用其法，减去硝、黄，以疫乃无形之毒，难以当其猛烈；重用石膏，直入戊己，先捣其窠巢之害，而十二经之患自易平矣。其方名清瘟败毒散，药用生石膏大剂六两至八两，中剂二两至四两，小剂八钱至一两二钱、小生地大剂六钱至一两，中剂三钱至五钱，小剂二钱至四钱、乌犀角大剂六钱至八钱，中剂二钱至四钱，小剂一钱至钱半、真川连大剂六钱至四钱，中剂二钱加至四钱，小剂一钱至钱半、生栀子、桔梗、黄芩、知母、赤芍、元参、连翘、竹叶、甘草、丹皮，以为疫症初起，恶寒发热，头痛如劈，烦躁谵妄，身热肢冷，舌刺唇焦，上呕下泄，六脉沉细而数，即用大剂；沉而数者，用中剂；浮大而数者，用小剂。如瘟一出，即用大青叶，量加升麻四五分，引毒外透，此内化外解，浊降清升之法。治一得一，治十得十，以视升提发表而愈剧者异矣。其所载治验，俱用石膏数两，犀角、黄连数钱。归安江《笔花医镜》载治一时疫发瘟，用石膏至十四斤而瘟始退，盖即用其法也。近陈载庵亦仿之而获效。王学权《重庆堂随笔》云：吴又可治疫主大黄，盖所论湿温为病，湿为地气，即仲圣所云浊邪中下之疫，浊邪乃有形之湿秽，故宜下而不宜清。余师愚治疫主石膏，盖所论者暑热为病，暑为天气，即仲圣所云清邪中上之疫，清邪乃无形之燥火，故宜清而不宜下。二公皆卓识，可为治疫两大法门。允哉言乎！

【点评】《黄帝内经素问遗篇·刺法论》："小金丹方，辰砂二两，水磨雄黄一两，叶子雌黄一两，紫金半两，同入合中，外固，了地一尺筑地实，不用炉，不须药制，用火二十斤煅之也。七日终，候冷七日取，次日出合子，埋药地中七日，取出顺日研之三日，炼白沙蜜为丸，如梧桐子大。每日望东吸日华气一口，冰水下一丸，和气咽之。服十粒，无疫干也。"从用药而言，多以辛温辟秽为主，余师愚之法则以石膏辛甘大寒为主，救人无数，撰写《疫疹一得》一书。王世雄认为该书重视热毒疫，别开生面，可以补充前人之未逮。

痧

陈载庵云：《痧症全书》中涤痧丸，失载其方，余访得之，即是龚云林《万病回春》所载白虎丸。用千年石灰，刮去杂色泥土为末，水飞过，丸如桐子大，每服五十丸，再视病轻重加减，烧酒送下。此药顺气散血，化痰消滞，治青筋 北方谓之青筋，南方谓之痧 初觉头疼恶心，或腹痛，或腰疼，或遍身作痛，不思饮食，即进一服，当时血散而愈。若用砭刺之法，耗损其血，不若此方之神妙。《松峰说疫》亦采此方，谓霍乱、痧胀皆治之，惟青筋多生冷寒湿所致，宜用烧酒，至热症或用冷水、冷茶送，随症变通可耳。又治心腹痛，及妇人崩漏、带下，或久患赤白痢，并一切打扑内伤，血不能散，服之皆大效。载庵言以此药施人治痧症，获效果捷。千年石灰不可得，用古墓中石灰可也。

长洲龙青霏柏《脉药联珠》，谓痧胀之症多属奇经。盖奇经为十二经之支流也，五脏之清气不升，六腑之浊气不降，譬犹五湖四渎，浸溢泛滥，尽入江河，而清浊已混，更水甚土崩，泥沙扰混，流荡不清，井俞壅塞，故其病有痧胀之名。痧胀者，犹沙涨也。痧胀总由十二经清浊不分，流溢入于奇经，而奇经脉现，则为痧症也。邪气滞于经络，与脏腑无涉，不当徒以药味攻脏腑，宜先用提刮之法及刺法，使经络既通，然后用药，始堪应手。其论痧症属奇经，未经人道，理实确而可信也。

咸丰六年，夏秋之交，杭州人患吊脚痧，吐泻腹痛，足筋拘急，不即救，一二时即死，传有外治神方甚验，好善之家制药施送，救人不少，干霍乱症亦可治。七年八月，运司①河下②刘某患绞肠痧，势甚危险。其邻某知柴垛桥边夏家有此药，急往乞取，治之立愈。余目击其效，真神药也。兹录其方，并载药价，有力预备济人，功德无量。麝香五钱，钱十八千九百、母丁香一两，钱一百四十、猺桂心去皮，一两二，换钱二千二百、生香附一两，钱十、倭硫黄三两五钱，钱二千五百。又合药工分二百十，小痧药瓶五百三个，钱六百五十，共药七两五钱，每一瓶贮药一分五厘。每用一瓶，病重者用二瓶。上药研极细末，分贮小瓶，黄蜡封口。用时先将暖脐膏药烘透，倒药末在中间，即向病者脐上贴住，一时即愈。此方救病甚速，然药性猛烈，断不可服，孕妇忌贴。

---

① 运司：古代官名。转运使司转运使、盐运使司盐运使的省称。
② 河下：疑指淮安河下古镇。

绞肠痧即干霍乱，《温病条辨》谓由寒湿，其驱浊阴以救中焦之真阳，方用附子、干姜等热药。《伤寒论汇言》谓此症得之夏秋间，设或见腹痛脉沉，误作阴寒治疗，一进热物、汤茶、酒药等，即刻闷乱而死。二说截然相反。余谓此症寒热皆有之，医者切宜审慎用药。其治之之法，有不论寒热皆可用者，外治则取委中穴腘弯处，多用热水急拍，红筋高起，刺之出血即愈；内治则用马粪年久弥佳，瓦上焙干末，滚水冲服一方加黄土，入淡黄酒煎服二三钱。不知，再作服。二法皆载《温病条辨》，实良方也。马粪并治霍乱吐泻，余曾疗治多人。

【点评】干霍乱因暑气入腹，升降不利、清浊不分而导致吐泻，世人皆以为难治。《金匮钩玄》认为当以温药解散，不可用凉药。《证治准绳》中则认为"此由脾土郁极而不得发，以致火热内扰，阴阳不交"导致。陆氏引《温病条辨》与《伤寒论汇编》中不同观点，认为寒温皆可致病，临证应对时，寒热药物均可适时使用。

疟

周慎斋曰：治疟之法，升其阳使不并于阴，则寒已；降其阴使不并于阳，则热已。升其阳者，是散阳中之寒邪，柴、葛、羌之属，为散寒之品也；降其阴者，是泻营中之热邪，芩、知、膏之属，为泻热之品也。盖并之则病，分之乃愈也。此盖本之王肯堂之治案。王之外祖母年八十余，夏患疟，诸舅以年高不堪再发，议欲截之。王曰：欲一剂而已亦甚易，何必截乎？乃用柴胡、升麻、羌、防、葛根之辛甘气清，以升阳气，使离于阴而寒自已；以石膏、知母、黄芩之苦甘寒，引阴气下降，使离于阳而热自已，以猪苓之淡渗，分利阴阳，不得交并，以穿山甲引之，以甘草和之，果一剂而止。俞惺斋云：读《灵兰要览》，载此方治疟屡效，又附随症加减法，最为精当，是金坛得意之作。又谓李士材治程武修蓝本于此，惟以白豆蔻换穿山甲，亦其善用药处。余按：近俗治疟多宗倪涵初，似逊此方，然以之治疟，亦不能尽效，知病有万变，未可执一。比见王孟英《古今医案按选》论此最为精当，云：此案但言夏月患疟，而不详脉症，所用升散之药五种，苦寒之药三种，虽为金坛得意之作，余颇不以为然。后人不审题旨，辄抄墨卷，贻误良多。邹润安云：据金坛云，是使阴阳相离，非使邪与阴阳相离也。使邪与阴阳相离犹可言，人身阴阳可使之相离乎？斯言先得我心。余治门人张笏山之弟，疟来瘩闷欲死，以枳桔汤加柴、芩、橘、半，一饮而瘳。是调其升降[①]，而使阴阳相离也。

《左传》齐侯疥，遂痁。《颜氏家训》改疥作痎，谓《说文》痎，二日一发之疟。痁有热疟，齐侯之病本是间日一发，渐加重，故为诸侯忧。今北方犹呼痎疟。痎，音皆。俗儒云：病疥，令人恶寒变成疟，此臆说也，疥癣小疾，岂有患疥转作疟乎？余谓人之疾病无常，初患疥癣，而继患疟，亦所时有，若以疥为痎，则痁为热疟，痎为二日一发之疟，亦何尝无热乎？

治疟有谓必当用柴胡者，以疟不离乎少阳，非柴胡不能截也。有谓不当概用柴胡者，以风寒正疟则宜之，若感受风温、湿温、暑热之气而成疟者，不可执以为治也。窃谓疟邪未入少阳，或无寒但热，或无热但寒，或寒热无定候者，原不得用柴胡，若既见少阳症，必当用

---

① 升降：原作"阴阳"，据《古今医案按选》改。

柴胡以升清肝胆之热，虽因于温热暑湿，亦何碍乎？

【点评】李士材治程武修案见于《续名医类案》，方中并未见白豆蔻，同书中李士材治杨太史疟案也未见使用白豆蔻。此处陆氏论述概有误。

三阴疟

治三阴疟，震泽沈诒亭_{庆修}传一方，用山楂、槟榔、枳壳、甜茶各三钱，于疟发之日前二时，水煎，服一剂立愈，云试多人皆验。余谓此方药峻，藜藿①之体及疟初起者宜之。吴晓钲言其六世祖山年公手稿录存，治久患三阴疟方，云传自外舅朱竹垞先生者，用生何首乌八钱，生黄芪、佩兰各四钱，水煎，临发前服三次，立愈。此方尤宜于膏粱之体。二方皆试验，而方书不恒见，并录之。

【点评】《药品化义》中记载半何首乌"截应疟"。陈修园在《神农本草经读》中认为可用于久疟久痢。取其"直入少阳之经，其气甚雄，雄则足以折疟邪之势。其味甚涩，涩则足以堵疟邪之路。邪若未净者，佐以柴、苓、橘、半；若已净者，佐以参、术、芪、归，一二剂效矣。设初疟而即用之，则闭门逐寇，其害有不可胜言者矣"。

---

① 藜藿：指贫贱之人。

痢

孔以立《痢疾论》，谓五色痢法当温补脾肾。余治一五色痢，用温而愈。然《冯氏锦囊》中有五色痢实证一条，想或有此症，余特未之见也云云。余曾治一小孩患五色痢，口渴发热，用万密斋《保命歌括》凤尾草方，一服即愈。此方主治赤白痢，而五色痢亦可治，可知其功效之神_{大抵五色痢有温寒之别，宜温者难治，宜寒者易治}。录方于此：凤尾草连根一大握_{竹林中与井边者极佳，如无，即产别地俱可用，一名鸡脚草}、老仓米一勺、老姜带皮三片、葱白连须三根，用水三大碗，煎至一碗，去渣，入烧酒小半盏，真蜜三茶匙，调极匀，乘热服一小盏，移时再服，以一日服尽为度，忌酸味及生冷、煎炒、米面点心、难化等物。余按：《本草》凤尾草性至冷，治热毒下痢，治痢者确审非虚寒证，乃可用之。

痢以口渴、腹痛为实热。丹溪曰：口不渴，身不热，喜热手熨荡，是名挟寒。李士材曰：口渴更当以喜热、喜冷分虚实；腹痛更当以痛之缓急、按之可否、腹之胀与不胀、脉之有力无力分虚实。盖恐人概以口渴、腹痛为实热也。然则不口渴、腹痛者，果皆属虚寒乎？又昔人谓先痢后泻者肾传脾，为微邪，易治；先泻后痢者脾传肾，为贼邪，难医。余尝持此说以临症，遇有先泻后痢，口不渴、腹不痛者，几难辨其为实热，为虚寒，后见秦皇士《症因脉治》有云：湿热痢之症初起，先水泻，后两三日便下脓血，湿气胜，腹不痛；热气胜，腹大痛，肛门重滞，里急后重。又云：下痢红积而腹不痛，湿伤血分也，宜服河间黄连汤_{黄连、当归、甘草}，始悟腹不痛者亦有实热，而口不渴可类推矣。自后凡遇夏秋痢疾，口不渴，腹不痛，而里急后重痢无不里急后重，小便少，脉数者，一以河间法治之皆效。

白槿花治赤痢甚效。余于杭郡学署植数株，秋间花开繁茂。凡患赤痢者，以花五六朵，置瓦上炙研，调白糖汤，服之皆愈。荷花池头陈某，秋间下痢月余，诸药不效，已就危笃，亦以此方获愈。采花晒干，藏之次年，治痢亦效。

治噤口痢方，用人参倍用、黄连姜汁制、石莲肉炒，二味等分，水煎缓服。此方胃气虚者宜之，若热毒盛者，尚宜酌用。华治老少下痢，食入即吐，用白蜡方寸匕，鸡子黄一个，石蜜、苦酒即醋也、发灰、黄连末各半鸡子壳，先煎蜜、蜡、苦酒、鸡子黄四味令匀，乃纳连、发，熬至可丸乃止。二日服尽，神效无比。李濒湖谓此方用之，屡经效验。乃诸家方书罕见采录，知良方之见遗者多矣。陈氏藏器治小儿痢，用鸡子和蜡煎，盖本此方之意，然不若此方用药灵妙也。咸丰八年八月，罗镜泉患赤痢月余，诸医用温补药日就沉重，延余治之，询知体倦头眩，不思饮食，腹不甚痛。诊其脉右关沉数有力，余脉皆虚。余谓尚有积滞在内，因用补太早，郁而不泄，然迁延逾月，体倦头眩，神已惫矣，未可峻攻也。乃用生地炭二钱、白芍二钱、归身炭七分、地榆炭钱半、荆芥穗五分、炒槐米一钱、丹皮炭一钱、酒炒黄芩一钱、制厚朴六分、麸炒枳壳一钱、山楂钱半、神曲二钱、蛀黑枣二枚。服三剂，痢止能食，改方调理而痊。按此症初起，腹不痛，口不渴，是以皆主温补，特未曾读秦皇士之书故耳。

【点评】凤尾草具有清热利湿、消肿解毒、凉血止血的功效，现代临床常用于痢疾、泄泻、淋浊、带下等病证。《日华子本草》中记载白槿花："治肠风泻血、赤白痢，并焙入药。"《本经逢原》："红者治肠风血痢，白者治白带、白痢。"

泻

七味白术散，治小儿久泻脾虚者最灵。震泽泥水匠贺凤山孙二岁，泄泻两月，身热少食，面色萎黄，夜睡时惊。幼科用青蒿、扁豆、二苓、厚朴、枳壳、陈皮等药，日就危笃。求余治之，令服七味白术散（党参二钱，焦白术、茯苓二钱，炙甘草四分，木香四分，葛根四分，藿香七分，煨姜三分）四剂，泻止身凉，改方去葛根，加炒扁豆二钱、炒苡仁三钱、砂仁三分、桔梗四分，四剂全愈。

疝

四苓散治疝有极验者，周克庵于丁巳岁病痰火痓后，忽睾丸起块如鸡卵，坚硬重坠不能行，始服治疝药，如川楝子、荔枝核等，反作痛，自揣是岁寓吴江时，常于酒后至茶肆，饮茶过多，殆水气流入膀胱所致，与肝经无涉，改服四苓散，泄泻数次而疝全愈。

【点评】《儒门事亲》中记载寒疝本为水湿所致，故又称"水疝"，渗湿逐水为其治法，戴人治以舟车丸、猪肾散。《世医得效方》治撮聚疝气，用五苓散，以连根葱白二寸、灯心十茎、盐炒茴香一撮、川楝子三个去核，煎汤调下。张介宾曰：如或为邪热所闭，或以少年暴疾，或以肿硬赤肿之极者，则如导水丸、三花神佑丸、禹功散之类，皆所当用。

咳嗽

《客尘医话》云：咳嗽大半由于火来克金，谓之贼邪，最难速愈。因风寒外袭，而内生实火，急宜泻之，若失于提解，久之传变生疾，误服阴药，反成劳瘵。此数语甚的。又云：如果系虚火，惟壮水一法。但养阴之药又皆阻气滞痰，是在治之者灵也。如生脉六君汤、金水六君煎之类，最为妥当。余按：金水六君煎，景岳以治肺肾虚寒，水泛为痰，而《景岳全书发挥》訾其立方杂乱二陈、地、归，且谓水泛为痰而用二陈，于理不通，当用地黄汤。至壮水之法，六君汤亦非所宜。薛生白雪有案云：此由金水不相承摄，故咳久不愈，切勿理肺，肺为娇脏，愈理愈虚，亦不可泛然滋阴，方用整玉竹、川石斛、甜杏仁、生扁豆、北沙参、云茯神，迥胜于生脉六君汤、金水六君煎。余仿此以治久嗽阴伤，无不获效。

咳嗽有寒热之别，不可误治。感寒者，鼻塞流涕，或微恶寒，宜服生姜、葱白日二次，不宜常服；挟热者夜嗽较甚，喉痒，口或微渴，宜服淡盐汤可常服代茶。初起服此者不致久延，余家用之恒验。

噎

《名医类案》载：绛州僧病噎不能食，语弟子死后可开胸喉，视有何物。弟子开视，得一物，似鱼而有两头，置钵中。时寺中刘蓝作靛，取置钵中，虫遂化为水。自是人以靛治噎疾多效。陈无择《三因极一病证方论》以为此乃生瘕，非五噎比，后人因以蓝治噎，误矣。盖噎亦有因瘕而成者，蓝能疗之，未可以概治噎症也。按《续名医类案》载：武昌僧患胃脘痛，其徒亦患之。师死，遗命必剖视吾心，果于心间得细骨一条，长七八寸，形如簪，插瓶中供师前。偶有贵客至，杀鹅，取骨挑鹅喉，凡染鹅血处即化。徒饮鹅血数日，胃疾竟除。此与绛州僧事相类。考《本草》鹅血治噎膈反胃，张石顽《医通》备述其法。僧之胃痛而生骨，殆亦噎类耶？然则鹅之功用，实胜于蓝矣。

明蒋仪《用药镜拾遗赋》注云：噎膈翻胃，从来医者、病者群相畏惧，以为不治之证。余得此剂，十投九效，不啻如饥荒之粟、隆冬之裘也。乃作歌以志之曰：谁人识得石打穿，绿叶深纹锯齿边，阔不盈寸长更倍，圆茎枝抱起相连，秋发黄花细瓣五，结实扁子针刺攒，宿根生本三尺许，子发春苗随弟肩，味苦辛平入肺脏，穿肠穿胃能攻坚，采掇花叶捣汁用，蔗浆白酒佐使全，噎膈饮之痰立化，津咽平复功最先。按石打穿，《本草》罕见，至《本草纲目拾遗》始载其功用，然世人识之者鲜，即或识之，亦未必信而肯服。余谓噎症初起，莫如《医学心悟》之启膈散。又秘传噎膈膏，程杏轩《医述》以为效如神丹人乳、牛乳、芦根汁、人参汁、龙眼肉汁、蔗汁、梨汁，七味等分，惟姜汁少许，隔汤炖成膏，微下炼蜜，徐徐频服，至顾松园之治膈再造丹，谓能挽回垂绝之症见《今书》门。有此数方，何事更求僻药乎？

噎膈之症，定州杨素园大令①照藜所论最为详核，见于王孟英《古今医案按选》中，备录于此：此证昔与反胃混同立论，其实反胃乃纳而复出，与噎膈之毫不能纳者迥异。即噎与膈亦有辨，噎则原能纳

---

① 大令：对县官的敬称。

谷，而喉中梗塞，膈则全不纳谷也。至为病之源，昔人分为忧、气、恚、食、寒，又有饮膈、热膈、痰膈、虫膈，其说甚纷。叶天士则以为阴液下竭，阳气上结，食管窄隘使然，说本《内经》，最为有据。徐洄溪以为瘀血、顽痰、逆气阻隔胃气，其已成者，无法可治。其义亦精。然以为阴竭而气结，何以虚劳症阴竭致死，而阳不见其结？以为阴竭而兼忧愁思虑，故阳气结而为噎，则世间患此者大抵贪饮之流、尚气之辈，乃绝不知忧者，而忧愁抑郁之人，反不患此，此说之不可通者也。以为瘀血、顽痰、逆气阻隔胃气似矣，然《本草》中行瘀化痰降气之品，不一而足，何竟无法可治？此又说之不可通者也。余乡有治此者，于赤日中缚病患于柱，以物撬其口，抑其舌，即见喉间有物如赘瘤然，正阻食管，以利刃锄而去之，出血甚多，病者困顿，累日始愈。以其治甚险，故多不敢尝试。又有一无赖，垂老患此，人皆幸其必死，其人恨极，以紫藤梗拘探入喉中，以求速死，呕血数升，所患径愈。此二人虽不可为法，然食管中的系有形之物阻扼其间，而非无故窄隘也明矣。又献县人患此临危，嘱其妻剖喉取物，以去其病，比死，其妻如所诫，于喉间得一物，非骨非肉，质甚坚韧，刀斧莫能伤，掷之园中树上，经年亦不损坏。一日，其子偶至园中，见一物粘缀草间，栩栩摇动，审视，则其父喉中物也，异而伫目半日许，物竟消化，遂采其草藏之。有病噎者，煎草与饮，三啜辄愈，遂以治噎擅名，如是者十余年，后其草不生，始止，是世间原有专治此证之药矣。余臆度之，此症当由肝过于升，肺不能降王孟英云：片言断定，卓识真不可及，血之随气而升者留积不去，历久遂成有形之物，此与失血之证同源异脉。其来也暴，故脱然而出为吐血；其来也缓，故流连不出为噎膈。汤液入胃，已过病所，必不能去有形之物，故不效。其专治此症之药，必其性专入咽喉，而力能化瘀解结者也。昔金溪一书贾患此，向余乞方，余茫无以应，思韭叶上露善治噤口痢，或可旁通其意，其人亦自知医，闻之甚悦，遂煎千金苇茎汤，加入韭露一半，时时小啜之，数日竟愈。王孟英云：方妙。

【点评】噎膈始见于《内经》，《内经》认为其与津液及情志相关。朱丹溪认为噎膈的发病主要在于"血液俱耗，胃脘干槁"。噎膈以吞咽困难或食入即吐为主要表现，西医学的食管癌、贲门癌以及食管炎、弥漫性食管痉挛等病出现的吞咽困难，均可参考本证。

吐

《千金方》治粥食汤药皆吐不停者，灸手间使穴三十壮。穴属手厥阴，在掌后三寸。今人罕知用此法者。治吐汤药，虞天民方最善，用顺流水二盏，煎沸，汤泡伏龙肝研细搅浑，放澄清，取一盏，人参、苓、白术各一钱，甘草二分，陈皮、藿香、砂仁各五分，炒神曲一钱，陈米一合，加姜、枣同煎至七分，稍冷服，别以陈米煎汤，时时咽之。此法治胃虚不能纳食者皆效。又黄退庵治胃阴受戕，纳食即吐者，用人乳同糯米饮缓缓服之，亦应验如神。

【点评】黄凯钧《友渔斋医话·药笼小品》认为糯米具有和胃、育阴生津的作用："糯米饮同人乳服。治药伤胃口，食入即全如神。"黄氏原意糯米、人乳同服，用于药伤胃口引起的呕吐。

头痛

头痛属太阳者，自脑后上至巅顶，其痛连项；属阳明者，上连目珠，痛在额前；属少阳者，上至两角，痛在头角。以太阳经行身之后，阳明经行身之前，少阳经行身之侧。厥阴之脉会于巅顶，故头痛在巅顶；太阴、少阴二经虽不上头，然痰与气逆壅于膈，头上气不得畅而亦痛。其辨之之法，六经各有见症，如太阳项强、腰脊痛，阳明胃家实，少阳口苦、咽干、目眩之类是也。高士宗《医学真传》言头痛之症，只及太阳、少阴、厥阴，疏矣。

胁痛

胁痛当辨左右，有谓左为肝火或气，右为脾火或痰与食_{丹溪则谓左属瘀血，右属痰}；有谓左属肝，右为肝移邪于肺。余观程杏轩治胁痛在右而便闭，仿黄古潭治左胁痛法，用栝蒌一枚、甘草二钱、红花五分神效，以栝蒌滑而润下，能治插胁之痛，甘草缓中濡燥，红花流通血脉，肝柔肺润，其效可必，是肝移邪于肺之说为的也。又观薛立斋治右胁胀痛，喜手按者，谓是肝木克脾土，而脾土不能生肺金，则为脾为肺，固一以贯之矣。

【点评】《灵枢·五邪》："邪在肝，则两胁中痛。"清代李用粹《证治汇补》认为"左胁痛者，肝受邪也；右胁痛者，肝邪入肺也"。方用瓜蒌柔而润下，能治插胁之痛；合之甘草，缓中濡燥；稍入红花，流通血脉。肝柔肺润，效可必矣。

腹痛

医书言腹痛者，中脘属太阴，脐腹属少阴，小腹属厥阴，此指各经所隶而言，然不可执一而论。凡伤食腹有燥屎者，往往当脐腹痛不可按，或欲以手擦而移动之，则痛似稍缓_{凡验伤食，舌苔、舌根色黄而浊。}仲景《伤寒论》有云：病患不大便五六日，绕脐痛，烦躁，发作有时。可以为证。

肝病

今人所谓心痛、胃痛、胁痛，无非肝气为患。此有虚实之分，大率实者十之二，虚者十之八。余表兄周士熙，弱冠得肝病胃痛，医用疏肝之药即止，后痛屡发，服其药即止，而病发转甚。成婚后数月，痛又大发，医仍用香附、豆蔻、枳壳等药，遂加剧而卒。盖此症初起，即宜用高鼓峰滋水清肝饮、魏玉璜一贯煎之类；稍加疏肝之味，如，鳖血炒柴胡、四制香附之类，俾肾水涵濡肝木，肝气得舒，肝火渐熄而痛自平。若专用疏泄，则肝阴愈耗，病安得痊？余尝治钮柜村学博_{福厘}之室人肝痛，脉虚，得食稍缓，用北沙参、石斛、归须、白芍、木瓜、甘草、云苓、鳖血炒柴胡、橘红，二剂痛止，后用逍遥散加参、归、石斛、木瓜，调理而愈。

赵养葵《医贯》，徐灵胎砭之是矣，然观其治木郁之法，先用逍遥散，继用六味地黄汤加柴胡、芍药以滋肾水，俾水能生木，此实开高鼓峰清水滋肝饮之法门六味加归身、白芍、柴胡、山栀、大枣以治肝胃等症。血少者加味逍遥散加生地，再传而魏玉璜之治胁痛用一贯煎沙参、麦冬、生地、归身、枸杞、川楝子。口苦燥者加酒连。叶天士之治脘痛，用石决明、阿胶、生地、枸杞子、茯苓、石斛、白粳米①等以养胃汁，则又化而裁之，法益详备，学者不可忘所自来也。

魏玉璜曰：带浊之病，多由肝火炽盛，上蒸胃而乘肺，肺主气，气弱不能散布为津液，反因火性迫速而下输。膀胱之州都，本从气化，又肝主疏泄，反禀其令而行，遂至淫淫不绝。使但属胃家湿热，无肝火为难，则上为痰而下为泻耳。叶天士曰：肝主疏泄，侮所不胜，故亦下利②。余尝治下利，但平肝而得效余尝遵此法治素有肝痛病而下利、脉弦者，果获效。是则肝之主病甚多，司命者不可不察也。

何西池曰：百病皆生于郁，与凡病皆属火，及风为百病之长，三句总只一理。盖郁未有不病火者也，火未有不由郁者也，第郁而不舒，则皆肝木之病矣，此又可为肝病多之一证。

【点评】肝气为病可见心痛、胃痛、胁痛，临证应明辨虚实，实证应疏肝行气，虚证则注重养血柔肝。肝体阴用阳，又主藏

---

① 白粳米：《临证指南医案·胃脘痛》顾氏案中，用药"九孔石决明、清阿胶、生地、枸杞子、茯苓、桑寄生、川石斛"，并无白粳米，此处陆氏有误。

② 肝主疏泄……故亦下利：考叶氏无此论述，然其意见于魏玉璜治范秀才案中。《续名医类案》载此案云："范秀才年近七旬，戊子二月，患寒热，原有痢病，至是胸胁少腹无不痛楚，下痢红白……其脉弦数，所喜者滑。询其小便短赤。此纯属肝火下迫，似痢而非痢也。必多服香窜，又值君火司天，少阳当令。于是乘其所胜，而侮所不胜，所下皆太阴血津、阳明脂膏也，予生地、女贞、沙参、麦冬、川连、蒌仁，一剂已愈半……再延诊，仍前方，加杞子、白芍、甘草，数剂，痢止痛除而愈。"王士雄云："痢原有伤燥而致者，魏君所治，皆其证也。"

血，肝血不足可导致相火妄动，出现血虚肝旺的临床表现，切不可妄加攻伐，耗散肝阴。

七情

《素问·阴阳应象大论》云：悲胜怒，恐胜喜，怒胜思，喜胜忧，思胜恐。此即五行生克之理也。古贤治病，若文挚之怒齐王，华元化之怒郡守，皆宗此旨。戴人、丹溪治案尤多，然亦有不拘克制之说者，如邵氏《闻见录》云：州监军病悲思，郝允告其子曰：法当得悸即愈。时通守李宋卿御史严甚，监军向所惮也。允与子请于宋卿，一造问，责其过失，监军惶怖出，疾乃已。此恐胜忧。《簪云楼杂记》云：鹿邑李大谏，世为农家，获售于乡，父以喜故，失声大笑。及举进士，其笑弥甚。历十年，擢谏垣①，遂成痼疾，宵旦不休。太医院某令家人绐其父曰：大谏已殁。其父恸绝几殒，如是者十日，病渐瘳。佯为邮，语云：大谏治以赵大夫，绝而复苏。其父因不悲，而笑症永不作。此悲胜喜也。盖医者，意也，苟得其意，不必泥其法，所谓神而明之，存乎其人也。

【点评】《素问·五运行大论》有"怒伤肝，悲胜怒""喜伤心，恐胜脾""思伤脾，怒胜思""忧伤肺，喜胜忧""恐伤肾，思胜恐"之论。张从正据以拓展五行相胜的临证应用，进一步发展了情志疗法的内容："悲可以治怒，以怆恻苦楚之言感之；喜可以

---

① 谏垣：指谏官官署。

治悲，以谑浪亵狎之言娱之；恐可以治喜，以恐惧死亡之言怖之；怒可以治思，以污辱欺罔之言触之；思可以治恐，以虑彼忘此之言夺之。凡此五者，必诡诈谲怪，无所不至，然后可以动人耳目，易人视听。"

不寐

韩飞霞谓：黄连、肉桂能交心肾于顷刻。震泽毛慎夫茂才_{元勋}，尝用之而奏效。某年四十余，因子女四人痧痘连绵，辛勤百日。交小暑后，忽然不寐，交睡则惊恐非常，如坠如脱，吁呼不宁，时悲时笑。毛诊之，谓由卫气行于阳，不得入于阴，乃心肾不交之症，用北沙参、生地、麦冬、当归、远志、炙草、白芍、茯神、川连二分，肉桂一分，以甘澜水_{长流水扬之万遍，为甘澜水}先煮秫米一两，去渣，将汤煎药，服之全愈。毛居黎里镇，读书三十年，中岁行道，名著一时。

汪春圃_{纯粹}《医案》亦有以黄连、肉桂治不寐症者，丁俊文每日晡后发热微渴，心胸间怔忡如筑，至晚辄生懊恼，欲骂欲哭，昼夜不能寐，诸药不效，延至一载有余。汪诊其脉，左寸浮洪，两尺沉细，知属阴亏阳盛，仿《灵枢》秫米半夏汤，如法煎成，外用肉桂三钱，另煎待冷；黄连三钱另煎，乘热同和入内，徐徐温服，自未至戌尽剂，是夜即得酣睡，次日巳牌①方醒。随用天王补心丹，加肉桂、枸杞、鹿胶、龟胶等味制丸，调理全愈。偶从杭城沈雨溥书坊购得《医学秘旨》一册，有治不睡方案云：余尝治一人患不睡，心肾兼补之药，遍

---

① 巳牌：上午9～11时。官府在衙门前挂牌报时，故称某时为某牌。

尝不效，诊其脉，知为阴阳违和，二气不交。以半夏三钱、夏枯草三钱，浓煎服之，即得安睡，仍投补心等药而愈。盖半夏得阴而生，夏枯草得至阳而长，则阴阳配合之妙也。书系钞本，题曰西溪居士著，不知何许人，识以俟考。

不寐之症，由于思虑伤脾、繁冗劳心者，非专恃医药可治。《老老恒言》谓：不寐有操、纵二法，操者如贯想头顶、默数鼻息、返观丹田之类，使心有所着，乃不纷驰，庶可获寐；纵者任其心游思于杳渺无朕之区，亦可渐入朦胧之境。余谓二法之中，纵法尤妙。盖操则心犹矜持，未极恬愉之趣，不若纵之游行自在也。特恐稍涉妄想，即难奏效，尤当寓操于纵为佳。余师归安沈鹿坪先生烨，官台州教授时，因阅文繁劳，患怔忡不寐，有人传一法云：每夜就枕后，即收敛此心，勿萌杂念，惟游思于平素所历山水佳处，任情一往，定而能静，久而久之，心渐即于杳漠之中，则不期寐而自寐矣。如法行之获效，是其能得纵法之要者。

【点评】《灵枢》认为，不寐的原因是卫气不入于阴，"卫气者，出其悍气之慓疾，而先行于四末分肉皮肤之间而不休者也。昼日行于阳，夜行于阴，常从足少阴之分间，行于五脏六腑。今厥气客于五脏六腑，则卫气独卫其外，行于阳，不得入于阴。行于阳则阳气盛，阳气盛则阳跷陷；不得入于阴，阴虚，故目不瞑。"以交泰丸交济水火，取黄连苦寒，入少阴心经，降心火，不使其炎上；肉桂辛热，入少阴肾经，暖水脏，不使其润下。寒热并用，如此可得水火既济。

卷 四

吐血

吴球治一少年吐血，来如泉涌，诸药不效，虚羸病危，乃取病患吐出之血，瓦器盛之，候凝入锅，炒血黑色，以纸盛放地上，出火毒，细研为末，每服五分，麦门冬汤下二三服，其血遂止。此盖血导血归法①也。余按近人传治暴起吐血方，以丝棉蘸吐出之血，火焙存性，研末服之，甚效。今观吴案，则不独初起者可用此法矣。

方书法吐血有用苦寒者，有戒用苦寒者。观顾晓澜治案，可以得其要矣。治案云：徐氏妇，吐血倾盆，数日不止，目闭神昏。面赤肢软，息粗难卧，危如累卵，脉左沉右洪，重按幸尚有根。此郁火久蒸肺胃，复缘暑热外逼，伤及阳络，致血海不止，危在顷刻。诸药皆苦寒，是以投之即呕。借用八汁饮意，冀其甘寒可以入胃清上，血止再商治法。用甘蔗汁、藕汁、芦根汁各一酒杯，白果汁②二匙，白萝卜汁半酒杯，梨汁一酒杯，西瓜汁一酒杯，生冲，鲜荷叶汁三匙，七汁和匀，隔水炖热，冲入瓜汁，不住口缓缓灌之。服后夜间得寐，血止

---

① 血导血归法：《诸疟辨疑》："吐血不止，就用吐出血块炒黑为末，每服三分，以麦门冬汤调服。盖血不归元，则积而上逆，以血导血归元则止矣"。《本草纲目》载引之。考《圣济总录》用白纸一张，接衄血令满，于灯上烧灰，作一服，新汲水下，治衄血不止。其法早于吴氏。

② 白果汁：《疡医大全》中有"鲜白果捣烂，用绵裹绞汁"的方法，此处应类似。

神清，惟神倦懒言，奄奄一息，脉虽稍平，右愈浮大无力，此血去过多，将有虚脱之患。经云血脱者益其气，当遵用之。人参七分，秋石水拌，黄芪七分，黄芩水炙黑，归身一钱炒黑，怀山药钱半，茯苓三钱，大麦冬钱半，去心，蒸北五味七粒，和入甘蔗汁、梨汁、藕汁。服后食进神健而痊。门人问：血冒一证，诸方皆以苦寒折之，今以甘寒得效，何也？曰：丹溪云虚火宜补。此妇孀居多年，忧思郁积，心脾久伤，复缘暑热外蒸，胃血大溢，苦寒到口即吐，其为虚火可知，故得甘寒而止。若果实热上逆，仲景曾有用大黄法；或血脱益气，东垣原有独参汤法，不能执一也。观此知实火吐血，原当用苦寒，然除实火之外，则概不宜用苦寒矣。今人吐血挟虚者多，而医者动手辄用苦寒，宜乎得愈者少也。

【点评】甘蔗汁、藕汁、芦根汁、梨汁、西瓜汁、鲜荷叶汁俱可清热。藕汁、鲜荷叶汁另有凉血止血之功。白萝卜汁下气，可止吐血。用白果汁取其收敛之意，亦可止血。

后方系生脉饮与当归补血汤合方，因生脉饮亦为补气方，故黄芪用量减少，且补气药与当归用量相比尚未达5：1的程度，窃以为顾氏恐补气药过多，气有余便是火，与暑热相持而再次迫血外溢。且观其炮制，人参用秋石水拌，黄芪用黄芩水炙，俱为祛除药物中的温性。加之和入甘蔗汁、梨汁、藕汁，足见顾氏用心之精微。

吐血戒用苦寒，更有治案可法：吴孚先治何氏女患吐血咳嗽，食减便溏，六脉兼数，左部尤甚。医用四物汤加黄芩、知母，吴曰：归、芎辛窜，吐血在所不宜；芩、知苦寒伤脾，在所禁用。乃与米仁、玉竹、白芍、枸杞、麦冬、沙参、川断、建莲、百合，二十剂，脉稍缓，五十剂而瘳。此方治阴虚咳嗽吐血最良，然必收效于数十剂后，谓非王道无近功乎？

又程氏 式《医彀》，治李氏子吐血喘促，咳嗽浮肿，脚软不能行，诊脉浮涩微疾，此房劳所致也。用茯苓、白芍、苡仁、木瓜、丹皮、芡实、牛膝、贝母、百合、甘草，服十余剂，喘促稍定，浮退血止，前方加术，服二十余剂而愈。夫此病以凉止血，则浮喘必剧；以温止浮喘，则吐血必甚，总归不起，第于平淡中寓巧法，故能生耳。治吐血者知此，庶不为药所误。

方书每言童便治吐血之神，然须择强健之童而不食腥浊物者，有力者犹可购求，窭人①安能？

传有一方，丹参饭锅蒸熟，泡汤代茶，日饮之，甚效。

【点评】治疗吐血有两种偏向：一为专用寒凉，如黄芩、黄连、栀子、黄柏等，易苦寒败胃，导致不治；一为喜用温补，以人参为多，易导致虚火更盛。明代缪希雍认为吐血另有起于阴虚火旺，在《先醒斋医学广笔记》中创"吐血三要法"，以甘寒养阴之品滋阴降火，养血止血。此处当有借鉴。

诸血

肌衄即《内经》之血汗，古无验方，近人方案有极验者，录以备用。毛达可《便易经验集》云：一人左臂毛窍如针孔，骤溅出血，积有一面

---

① 窭（jù句）人：穷苦人。

盆许，昼夜常流，面白无气，余用炒山甲片研细粉，掩之以帕，扎住，即止。随服补血汤数剂而愈。后治一老农肾囊上有一针孔流血，盈至脚盆，诸药不效，自谓必死，余投以前法，立时痊愈。真神方也。顾晓澜《吴门治验录》云：余同事杨君，脑后发际忽出血不止，众皆骇然。余知其为肌衄也，令用一味黄芩，渍水涂之立愈，后竟未发。又见有胸前、背心两证，亦以前法治之立效。此方余友范董书所传，治鼻梁血出者，移治他处亦效。而《准绳》未见及此，可见著书之难也。

许辛木部曹之室人，自幼患鼻衄，于归后，无岁不发，甚者耳目口鼻俱溢出，至淡黄色始止。凡外治、内治之法无不历试。每发必先额上发热，鼻中气亦甚热。近二十年来每觉鼻热，辛木以喻嘉言清燥救肺汤投之，二三剂后，即觉鼻中热退不衄，或投之少迟，亦不过略见微红。盖此方量清肺胃之热，惟人参改用西洋参，或加鲜生地，势已定，则用干生地。喻氏此方自言不用一苦药，恐苦从火化也，此制方妙处，医者不可妄加也。

【点评】《内经》无"血汗"之名。《诸病源候论》："表虚者则汗血。"《三因极一病证方论》："病者汗出，正赤污衣，名曰汗血。"症状不同于毛窍汗孔溅血之"肌衄"。肌衄治法，《保命歌括》外用发灰罨之，内服当归六黄汤。《名医类案》载治三阴交出血如射，手按其窍，缚以布条；昏不知人，以人参一两煎灌之。又《石室秘录》："人有足上毛孔标血如线，流而不止即死，急以热醋三升，以足浸之；用人参一两，当归三两，穿山甲一片炒末，参、归汤调服。此证乃酒色不禁所致，方书不载，此方神效。"又周禹载治一妇脚肚毛孔血射盈碗，昏晕，以百草霜厚敷，布缚；于补中益气汤加黄连、生地、白芍灌之。人事渐苏，血止，再剂而愈。皆有效之法。

汗

方书皆谓自汗属阳虚，盗汗属阴虚。余按何西池《医碥》云：伤寒始无汗，后传阳明即自汗，岂前则表实，后则表虚乎？又云：人寤则气行于阳，寐则气行于阴。若其人表阳虚者，遇寐而气行于里之时，则表更失所护而益疏，即使内火不盛，而阳气团聚于里，与其微火相触发，亦必汗出。是则自汗不第属阳虚，盗汗不第属阴虚矣。

【点评】《丹溪纂要》："自汗属气虚，属湿与热。盗汗属血虚、阴虚。"然张介宾《景岳全书》谓："以余观之，则自汗亦有阴虚，盗汗亦多阳虚。如遇烦劳大热之类，最多自汗，故或以饮食之火起于胃，劳倦之火起于脾，酒色之火起于肾，皆能令人自汗，若此者谓非阳盛阴虚者而何？又若人之寤寐，总由卫气之出入，卫气者阳气也，人于寐时则卫气入于阴分，此其时非阳虚于表者而何？所以自汗、盗汗亦各有阴阳之证，不得谓自汗必属阳虚，盗汗必属阴虚也。"。此处与陆氏观点相近。

疸

常州杨蕉隐参军[①]振藩，能诗善画，兼谙医学。传一治黄疸病方，

---

① 参军：武官职。

用鲫鱼数枚，剪取其尾，贴脐之四围_{当脐勿贴}，须臾黄水自脐出，鱼尾渐干，更易贴之。常有病黄疸甚剧，他人以手熨其身，手亦染黄色，用此治之。自朝至夕，贴鱼尾数次，水流尽即愈。曾目击其效。又言有草名并蒂珊瑚，叶似桂，高不及尺，每颗冬间结子二枚，色红如南天竺子，取子煎服，亦治黄病甚效。

肿

海宁许珊林观察[①]_楗，精医理，官平度州时，幕友杜某之戚王某，山阴人，夏秋间忽患，自顶至踵，大倍常时，气喘声嘶，大小便不通，危在旦夕。因求观察诊之，令用生黄芪四两、糯米一酒盅，煎一大碗，用小匙逐渐呷服，服至盏许，气喘稍平，即于一时间服尽，移时小便大通，溺器更易三次，肿亦随消，惟脚面消不及半。自后仍服此方，黄芪自四两至一两，随服随减，佐以祛湿平胃之品，两月复元。独脚面有钱大一块不消，恐次年复发，力劝其归。届期果患前症，延绍城医士延医，痛诋前方，以为不死乃是大幸，遂用除湿猛剂，十数服而气绝，次日将及盖棺，其妻见死者两目微动，呼集众人环视，连动数次，试用芪米汤灌救，灌至满口不能下，少顷眼忽一睁，汤俱下咽，从此便出声矣，服黄芪至数斤，并脚面之肿全消而愈。观察之弟辛木部曹_楣，谓此方治验多人，先是嫂吴氏，患子死腹中，浑身肿胀，气喘身直，危在顷刻。余兄遍检名人医案，得此方遵服，便通肿消，旋即生产。因系夏日，孩尸

---

① 观察：对道员的尊称。

已烂成十数块，逐渐而下，一无苦楚。后在平度，有姬顾姓，患肿胀脱胎，此方数服而愈。继又治愈数人，王某更在后矣。盖黄芪实表，表虚则水聚皮里膜外而成肿胀，得黄芪以开通隧道，水被祛逐，胀自消矣。

消

治消渴证每用凉药，然观孙文垣治消渴，小便色清而长，其味甘，脉细数，以肾气丸加桂心、五味子、鹿角胶、益智仁，服之而愈。陆养愚治消渴喜饮热而恶凉，大便秘，小便极多，夜尤甚，脉浮按数大而虚，沉按更无力，以八味丸加益智仁，煎人参胶糊丸，服之而愈。其法本于《金匮》，由火虚不能化水，故饮一斗小便亦一斗。凡见渴而水不消、小便多者，即当合参脉证，以此法治之。

【点评】《素问·腹中论》中认为消渴"热中消中，不可服膏粱、芳草、石药"等，指出本病应禁食燥热伤津之品。《金匮要略》专列消渴篇，重视肾在病机中的地位，尤其以肾气丸治消渴，开创了补肾治消之先河。

伤食

中食之证，往往状似中风，非详问病因，必难奏效。《明医杂著》有案可法，录之：一壮年人忽得暴疾如中风，口不能言，目不识人，四肢不举，急投苏合香丸不效。余偶过闻之，因询其由，曰：适方陪客，饮食后忽得此证。遂教以煎生姜淡盐汤，多饮探吐之。吐出饮食数碗，后服白术、陈皮、半夏、麦芽汤而愈。

湖州某绅，老而矍铄，食量兼人。暑月有馈盛馔者，快意加餐。次日蒸豚味变，不忍舍弃，复饱啖焉，遂得河鱼疾①以卒。观此知高年胃强不足持，且以见圣人肉败不食，诚养生之道也。

少壮时饭后作书，未尝有滞食之病，中岁以来，遂膺斯患。丁巳年，假得秘书数种，克期约还，又不敢假手于人，亲自钞录，日无暇晷，饱食后即倚案挥毫，因患腹痛，大便闭，数日不食，服保和丸及米灰等不效，投陆氏润字丸_{大黄一两，酒浸晒干，蒸半熟；制半夏、前胡、山楂肉、天花粉、陈皮、白术、枳实、槟榔各钱二分五厘，每药须略炒，或晒干为末。姜汁打神曲糊为丸，梧子大，}始愈。自是饭后不敢作书_{余服润字丸时，适陈载庵来，告以所患，问宜何药，载庵曰：《三世医验》中润字丸最稳最灵。余曰：鄙意正同，已服二钱许矣。载庵曰：不妨再服一次。如其言，大便遂通。}

伤食者，往往发热口渴，有似外感，辨之之法，以皮硝二钱，用纸_{纸须厚而坚}包固，缚置胃脘，静卧数刻，启纸视之，皮硝若湿，便是伤食。伤之轻者，此亦可以消化，伤之重者，其湿必更甚，乃服消食药可也。

邪祟

杭州陈茂才_{福年}，形状丰硕，气体素健。一日为其父诣市购药，

---

① 河鱼疾：腹泻的代称。《左传·宣十二年》："河鱼腹疾奈何？"以鱼烂先自腹内始，故有腹疾者以河鱼为喻。

忽仆于药肆门前，肆主为雇舆送归之，医救治不效，口鼻出血，未及半日遂卒，年仅三旬。按沈从先野《暴证知要》云：凡遇尸丧、玩古庙、入无人所居之室，及造天地鬼神坛场，归来暴绝，面赤无语者，名曰鬼疰，即中祟也，进药便死，宜移患人东首，使主人北面焚香礼拜之，便行火醋熏鼻法，则可复苏，否则七窍迸血而死。闻陈生是日曾至人家吊丧，其所患岂即此耶？业医者遇此等症，慎勿猛浪投药。

袁随园《子不语》谓《东医宝鉴》有法治狐，而不述其方。按是书《邪祟门》中有辟邪丹，治邪祟邪疾，及山谷间九尾狐精为患。方用人参、赤茯苓、远志、鬼箭羽、石菖蒲、白术、苍术、当归各一两，桃奴五钱，雄黄、朱砂各三钱，牛黄、麝香各一钱，为末，酒糊丸，如龙眼大，金箔为衣，每一丸，临卧以木香汤化下，诸邪不敢近体。更以绛囊盛五七丸，悬床帐中尤妙。随园所云，殆即此欤？此方程杏轩《医述》采载，无牛黄，有甘草，赤茯苓改用茯神。

【点评】古人对原因不明的突发疾病，责之邪鬼作祟。《诸病源候论·鬼疰候》中对病因的认识与《暴证知要》有别："注之言住也，言其连滞停住也。人有先无他病，忽被鬼排击，当时成心腹刺痛，或闷绝倒地，如中恶之类。其得差之后，余气不歇，停住积久，有时发动，连滞停住，乃至于死，死后注易旁人，故谓之鬼疰。"

疠

疠即大风，又作癞。《论语》伯牛有疾，注：先儒以为癞也。毛

西河《四书剩言》云：包注牛有恶疾，按古以恶疾为癞。《礼》妇人有
恶疾，去，以其癞也。故《韩诗》解《芣苢》之诗，谓蔡人之妻伤夫恶
疾，虽遇癞而不忍绝。而刘孝标作《辨命论》，遂谓歌其芣苢，正指
是也。又《淮南子》曰：伯牛癞。又芣苢草可疗癞也，见《列子》注。
余按芣苢即车前，《本草》不著其治疠功用。明沈之问《解围元薮①》一
书，专治疠风，方药甚多，而用车前者绝少，其所常用之药，乃大风
子、苍耳子、蓖麻子、豨莶②草、苦参、花蛇等是也。鲍云韶《验方
新编》载治麻风白花蛇丸方云：丹阳荆上舍得麻风疾，一僧疗之而愈，
以数百金求方不肯传。馆宾袁某窥藏纳衣领中，因醉窃录焉，用者多
效。此与萧翼赚兰亭相似，皆以酒为饵者也。方用白花蛇一条、乌梢
蛇一条并去头尾生用、防风、蝉蜕草鞋打碎，去泥土、生地、川芎、苦参、
枸杞、槐花、银花以上各二两、白蒺藜、全蝎醋浸一日，去盐味、北细辛、
蔓荆子、威灵仙、何首乌、胡麻仁炒香、金毛狗脊、川牛膝、乌药、
天花粉、川连、黄芩、栀子、黄柏、连翘、牛蒡子以上各一两，炒、漏
芦半斤去节洗净，四两、荆芥穗一两五钱。上头面者加白芷一两，肌肤
溃烂者加大皂角一两，共研末，米糊为丸，桐子大，每服五六十丸，
茶送下，午后、临卧各一服一僧加风藤一两。

越郡有患疠风者，因至外祖家食鸡而得，其外祖乃患此症者也。
后其人死，所畜之鸡肥大异常，邻人购食之，亦患此症而死。盖鸡食
疠风者之痰，能染人也。谚曰：宁娶疯子妻，不食疯子鸡。良有
以也。

【点评】《素问·风论》："疠者，有荣气热胕，其气不清，故

---

① 薮：原作"数"，据医理改。
② 莶：原作"敛"，据医理改。

使其鼻柱坏而色败，皮肤疡溃。风寒客于脉而不去，名曰疠风。"马莳《素问注证发微》："疠，音赖。《长刺节论篇》云：病大风，骨节重，须眉堕，名曰大风，刺肌肉为故，汗出百日，刺骨髓，汗出百日，凡二百日，发眉生而止针。此与此节相同，故录之。"疠或癞，即今天俗称的麻风病，具有传染性和高致残性，在古代中国发病情况极为严重，近代受到重视，但至今仍未彻底消灭。

耳

乾隆时，杭州金氏，以耳科致富，止恃一秘方。今其家已式微，有人传得其方，用之甚效。取大蚌壳全个，中装人粪、千年石灰、野猪脚爪_{鸟猎店中有之}，以铁丝匝紧蚌壳，外用泥涂，炭火煅至青烟起，置地上去火性，研细末，入瓷瓶秘藏。凡患耳中烂及耳聤流水等症，以此渗之立愈。此方天台余以庠_{传序}所述，云不独可治耳疾，凡外症溃烂者皆可用之，曾有人治裙边疮年久者，亦效。

凡人于剃发之后，必取耳以快意，此由少时习惯，遂成自然，往往有取之过深，伤而出血者。《素圃医案》郑在辛_著一则，尤堪警目，录之：贡武弁年二十余，取耳时为同辈所戏，铜挖刺通耳底，流血不止，延外科治之，初不以为楚①，旬日间忽头痛，又延内科治之益甚，迎余往治，则头痛如破，体僵面赤烦躁，脉弦紧，口流脓血。检所服药，皆石膏、栀子、芩、连等味，病患自言脓血不自喉出。余

---

① 楚：痛苦。

曰：此脑中脓血，流入鼻内，渗于口中，的系破伤风矣。项强已属不治，幸未柔汗①厥冷。用小续命汤，重加桂枝、附子、干姜，去黄芩。一剂微汗，头痛减半，再剂颈柔，十数剂后，耳内结疤，脑涎亦不流，但其耳竟无闻矣。

目

目中起星，宜初起即治。《石室秘录》方最妙，白蒺藜三钱，水煎洗，日四五次，余二次皆用此获效。又一次以新橘子皮塞鼻中，不半日即退。又旧传一方，用山茨菇、人乳磨汁，入冰片末少许点之，并治翳障甚效。

人有患肝病者，重酒柴胡，服之肝病愈而目瞀，以其竭肝阴也。大抵温散之品皆损目，友人某嗜饮烧酒，后竟失明。至如韭、蒜、椒、芥等耗目光，并宜远之。

一人患头风痛，两目失明，遍求医治无效，偶过茶肆小憩，有乡人教以用十字路口及乡村屋旁野苋菜煎汤，入沙壶中乘热熏之，日行数次，如是半月复明。许辛木说。

明目之方可久服者，枸菊丸第一专用二味，勿入六味丸内，黑小豆次之。《寿亲养老新书》云：李小愚取黑豆紧小而圆者，侵晨以井花水吞二七粒，谓之五脏谷，到老视听不衰。近人相传服法，晨用生小黑豆四十九粒，以滚水送下，久服勿间，则眼到老常明。余二十九岁患风火赤眼，愈后阅文攻苦，用目过早，遂至昏涩羞明，不能作字，又

---

① 柔汗：疑当作"自汗"。

为眼科以赤药点之，转益增剧，于是谢去生徒，闭门静养，专服小黑豆，又每晨用明矾末擦齿，后以洗面水漱口，即将其水洗目，洗后闭目片时，俟其自干，如是半年，目乃复初。因服小黑豆勿辍，凡二十余年，迄今目光如旧，灯下可作细字，未始非此方之力。凡人至中年而目昏花，即当服此。或因其性凉，不宜于寒体，则服枸菊丸可也。

丁巳秋，见歙县吴端甫攒花《易简良方》，载服黑料豆法，并述功效，附录于此。云：每一岁生吃一粒，自小服起，每年视岁数加减，永无眼患。余于壬子年入会闱，年仅四十二，而上灯后几不见卷格，南旋①即得此方，无间服之，今历五稔，目力倍于幼时，真奇方也。

明周定王橚②《普济方》四百二十六卷，为方六万一千七百三十九首。余在杭州时欲借钞是书，需钱百余万，因而不果。咸丰九年，从坊友邱春生钺觅得刊本眼科书一册，即《普济方》第三十一卷，计一百页，凡分类十有三，曰内外障眼，曰内障眼，曰外障眼，曰将变内障眼，曰内障眼针后用药，曰目生肤翳，曰目生丁翳，曰目生花翳，曰卒生翳膜，曰远年障翳，曰目昏暗，曰目见黑花飞蝇，曰目晕，类各有论，共五百八十八方。其内外障眼类中有去翳生血止痛方出《家藏经验方》，用蛴螬汁滴目中，及饧炙食之。下引陈氏《经验方》云：《晋书》盛彦母氏失明，躬自侍养，母食必自哺之。母即病久，至于婢使，数见捶挞，婢忿恨，伺彦暂行，取蛴螬炙给之，母食以为美，然疑是异物，密藏以示彦，彦见之，抱母恸哭，绝而复苏，母目豁然，从此遂愈。《孟子》曰：陈仲子岂不诚廉士哉？居于陵，三日不食，耳无闻，目无见也。井上有李，螬食实者过半矣，匍匐往将食之，三咽，然后耳有闻，目有见。《本草》云：蛴螬汁滴目中，去翳障。余在曲江有将官以瞽离军，因阅《晋书》见此，参以《孟子》之言，证以《本

---

① 旋：归来。

② 明周定王橚(sù 肃)：即朱橚，朱元璋之子。封为周王，谥号为"定"，故云。

草》之说，呼其子俾羞事而供，勿令父知，旬日后目明，趋庭伸谢，因录以济众。按此方他书罕见，特载于此，俾患障失明者采用焉。

钮兰畹说：湖城某妪，年四十余，目昏不能拈针黹①，得一方：七月七日采旱莲草捣汁，入食盐拌匀，日晒夜露，每日早起洗休，以汁少许点目中，初微痛，后乃如常，目光遂渐明。嗣后至七十余岁，犹能于灯下缝纫。

【点评】《神农本草经》中记载蟭蟟治"目中淫肤，青翳白膜"。《药性论》认为蟭蟟"汁液目中，去翳障"。《南宁市药物志》记载墨旱莲"治目疾、翳膜"。《圣济总录》记载"以莲子草一握、蓝叶一握、油一斤，同浸，密封四十九日，每卧时以铁匙点药，摩顶上四十九遍。治一切眼疾，翳膜遮障，凉脑治头痛，能生发"。

喉

门人歙县吴子嘉茂才鸿勋，传治喉症方，名咽喉急症异功散。云得自苏州，灵验异常，历试不爽。用斑猫四钱去翅足，糯米炒黄，去米、血竭六分、没药六分、乳香六分、全蝎六分、元参六分、真麝香三分，共为细末，收藏磁瓶封口，切勿走气，不论烂喉风、喉闭、双单喉蛾，用寻常膏药一张，取此散如黄豆大，贴项间，患左贴左，患右贴右，患中贴中，贴三四时即起泡，用银针挑破即愈，凡阴证起泡更速此方亦见《疫痧草》。

---

① 针黹(zhǐ 只)：缝纫、刺绣等针线活。

《金匮翼》烂喉痧方，最为神妙。药用西牛黄五厘、冰片三厘、象牙屑三分焙、人指甲五厘男病用女，女病用男、真珠三分、青黛六分去灰脚净、壁钱三十个焙，即蟢子窠，土壁砖上者可用，木板上者不可用，共为极细末，吹患处。凡属外淫喉患，无不应手而瘥，不特烂喉痧奉为神丹也。惟药品修制不易，猝难即得，有力者宜预制备用。如一时不及修合，别有简便之法，用壁钱五六个，瓦焙为末，加人指甲末五厘、西牛黄三厘，亦效。又治喉蛾方：断灯草数茎缠指甲，就火熏灼，俟黄燥，将二物研细，更用火逼壁虱即臭虫十个，共捣为末，置银管，向患处吹之，神效。见黄霁青太守安涛《贤已编》。

【点评】烂喉痧方专治烂喉时证，对乳蛾、牙疳、口舌腐烂，效果颇佳，用时直接吹入患处。王士雄云："此方尤鹤年附载于《金匮翼》云。张瑞符传此救人而得子，放予名锡类散。功效甚著，不能殚述。"

舌

临症视舌，最为可凭，然亦未可执一。《正义》云：凡见黑舌，问其曾食酸、甜、咸物，则能染成黑色，非因病而生也。然梁成之黑，必润而不燥、刮之即退为异。又惟虚寒舌润能染，若实热舌苔干燥，何能染及耶？凡临症欲视病患舌苔燥润，禁饮汤水，饮后则难辨矣。《重庆堂随笔》云：淡舌白苔，亦有热症；黄厚满苔，亦有寒症；舌绛无津，亦有痰症。当以脉症便溺参勘。又白苔食橄榄即黑凡酸物皆然，食枇杷即黄。又如灯下看黄苔，每成白色，然则舌虽可凭，而亦未尽可凭，非细心审察，亦难免于误治矣。

黑舌苔有寒热之分，辨别不精，死生立判。汪苓友谓舌苔虽黑，必冷滑无芒刺，斯为阴证无疑，诚扼要之言也。舒驰远《伤寒集注》谓黑苔干刺为二证，一为阳明热结，阴津立亡，法主大黄、芒硝，急夺其阳，以救其阴，阴回则津回；一为少阴中寒，真阳霾没，不能熏蒸津液，以致干燥起刺，法主附子、炮姜，急驱其阴，以回其阳，阳回则津回。据此，则黑苔冷滑者必无阳证，而黑苔干刺者，有阳证复有阴证矣。临症者可不慎欤？

舌现人字纹，多因误投寒药所致。杨乘六治沈姓感症危甚，舌黑而枯，满舌遍裂人字纹，曰：脉不必诊也。此肾气凑心，八味症也。误用芩、连无救矣。逾日果殁。

程杏轩治农人患伤寒数日，寒热交作，自汗如雨，脉虚神倦，舌苔白滑，分开两歧，宛如刀划。询知误服凉药，与六味回阳饮，服之有效。继进左、右二归饮数剂，舌苔渐退而安。又《伤寒金镜录》有裂纹如人字形者，因君火燔灼，热毒炎上而发裂，宜用凉膈散，此则舌见红色，又当细辨脉症，分别治之。

缪氏子年十六，舌上重生小舌，肿不能食，医以刀割之，敷以药，阅时又生，屡治不痊，精力日惫。向余求药，检方书用蛇蜕烧灰，研末敷之_{不用刀割}，立愈，后不复发。

齿

秀水新塍镇屠氏，人多耆寿，牙齿至老坚固不坏，有家传秘诀，自幼大小便时，咬定牙齿，不令泄气_{法本张景岳}，即有人询问，亦不答应，历久勿问，故牙齿从无坠落之患。余友郑拙言学博_{凤镳}说。

江湖上女医有捉牙虫者，以箸尖向患处旋绕，投水碗中，似有虫者无数，云曰去齿痛当愈，顾①往往不甚验。比阅程学博_{瑶田}《通艺录》所载《亡室徐孺人行略》，始知其术皆伪，《行略》云：濠梁间妇人能为龋齿医，行而卖其艺，治一人齿，能出虫多者以百数。孺人曰：吾生长和州，知之久矣。齿即生虫，他医莫能出，若乃能应手出乎？盖蓼花虫也。

余久患齿痛，每勤劳火动，及食甜物即发。丙午年，周介梅表弟_{士烺}传一方云：每日晨起，以冷水漱口三次，不可间断，永无齿痛。介梅向患齿痛甚剧，行此得痊。余如法行之，齿痛遂不发。治齿痛神方：用青鱼胆风干，生明矾研末擦之，立止。又可治喉风，以上二味，加入指甲末、灯心灰吹之最妙。

腿

表兄周乙藜学博_{士照}，于道光壬寅年患腿热，而按之不热，行步无力，不痛不肿。延医诊治，谓是湿热，重用防己，服之忽心悸不寐。别招医治，谓是阴虚，用熟地等药，心悸仍然，腿患益甚，腿肉日削，食少神惫，势就危殆。时乙藜家质库②中友朱光甫能医，乃令治之，曰：此痿病也，诚然是湿热，诚然是阴虚，然专治一端则误矣。投以清燥汤，病日减，继用虎潜丸法，出入增损，至三百剂始复

---

① 顾：但是。

② 质库：当铺。

原。乙藜因是潜玩医书，深究脉学，为人治病屡奏效。

方书言风胜则引，湿胜则肿，寒胜则痛，此亦未可泥也。道光己丑年，先君子芎昀公_{时年四十有九}患两腿热痛，不能行步。医家用蠲痹汤、巴戟天汤不效，反加剧，且肿，色青紫。又以为阴亏，用虎潜丸，痛益甚，饮食少进。乃至震泽，就吴雪香先生诊之_{先生震泽县庠生，中岁悬壶，审症精细，求治者盈门}，切脉濡数，患处肿痛。询知酒户素火，谓是湿热致患，用苡仁、海桐皮、防己、蚕沙、川萆薢、秦艽、桑枝、牛膝、木通等药，日有起色，不一月全愈。余按痛而热，则不当用温药，蠲痹汤等所以不效也，此犹理之显著者，而知之者鲜焉。甚矣，医道之难明也。

热病愈后，往往归之于足，发热肿痛，不治则痛甚而死，或至残废，如截足风之类。咸丰戊午春，余母周太孺人偶发寒热，忽患此症。时余在杭州，内人周婉霞在家侍奉，检医书得一方，用广胶一两，入糟、醋、姜、葱汁，四味烊化成膏，摊纸或布上，贴患处，痛立止。_{糟入醋中，将糟凿碎调匀，滤出汁，去糟渣勿用，姜汁不必多，只用少许，葱汁较姜汁多一半，糟醋汁须三四倍于葱汁。}

庚申冬初，姬人李氏患伏暑，愈后两足肿而不红，其痛尤剧，服去湿清热药不效，用此方治之，痛亦立止，真神方也。因忆道光年间，邻人陈氏妇曾患此症，诸医莫能疗治，后以足浸冷水中，号呼痛绝而殒。惜当时未得此方拯之。特详志于此，愿有志者广传焉。

【点评】痿证临床以双下肢痿弱不用多见，故又称"痿躄"，"痿"是指肢体痿弱不用，"躄"是指下肢软弱无力，不能步履。《素问·痿论》中指出痿证的主要病理为"肺热叶焦"，提出"治痿独取阳明"的基本治疗原则。《丹溪心法》专篇论述痿证治，提出

"泻南方，补北方"，即补肾清热的治疗大法，并创虎潜丸。下肢肿痛，也可因湿热蕴结而致，如白虎历节，当审证施治，不可妄投补益。

杂病

余戚苕城沈妪，年七十四，忽头上右偏发中生一角，初起微痛，其后每觉痛则角稍大。阅三年，状如小指，角根之肉微肿，角坚如石，色微黄，角尖有三凹，纹色微黑如犀角。今已七十六岁咸丰八年记。按丹溪治郑经历嗜酒与煎煿，年五十余，额丝竹空穴涌出一角，长短大小如鸡距，稍坚。丹溪谓宜断厚味，先解食毒，针灸以开泄壅滞，未易治也。郑惮烦，召他医，以大黄、朴硝、脑子等冷药掩之，一夕豁开如酱蚶，径三寸，一二日后，血自蚶中溅出，高数尺而死。此冷药外逼，热郁不得发，宜其发之暴如此。今沈妪食贫茹苦，从不饮酒啖肉，其非食毒可知，不审何气使然，书之以俟识者。又按《南史》，孙谦末年，头生二肉角，各长一寸，此则有肉无骨，其形较异。又按赵云松观察《檐曝杂记》云：梁武帝时，钟离人顾思远年一百十二岁，萧侯见其头有肉角长寸许（见传）。余亦曾见二人，一江兰皋，阳湖人；一徐姓，嘉兴人。头上皆有肉角，高寸许，年亦皆九十余，盖寿相也。然二人皆贫苦，皆无子，则亦非吉征。此亦可以相证，附录之。

病有可预测其兆者，如手指麻木，知将患中风；一年前时时口干，手脚心热，或作渴思饮茶井水，或食已即饥，知将患发背；三年内眉目骨痛，知将患大风疾。此有外症可凭者也。至于察神色，审脉象，而能先识其疴，则非神乎技者不能矣。

【点评】对于中风先兆的认识，《素问·调经论》中可见："气血未并，五脏安定，肌肉蠕动，命曰微风"。刘河间的《素问病机气宜保命集》中认为"故中风者，俱有先兆之证。凡人如觉大拇指及次指麻木不仁，或手足不用，或肌肉蠕动者。三年内必有大风之至"。

《医碥》谓真心痛切牙噤口，舌青面黑，汗出不休，手足寒过节、真头痛全脑连齿皆痛，手足寒至节皆且发夕死，不忍坐现。真心痛用猪肝煎汤[1]，入麻黄、肉桂、干姜、附于服之，以散其寒，或可死中求生。真头痛急与黑锡丹，灸百会穴，猛进参、沉、乌、附，或可生。

本生祖秋畦公捐馆舍[2]时年七十有八，猝发心痛不可忍，半日即长逝。其时延医诊视，只进治心痛通套药，使准此法以治，庶几稍可救药乎？

【点评】虞抟《医学正传》："有真心痛者，大寒触犯心君，又曰污血冲心。医者宜区别诸证而治之。"孙文胤《丹台玉案》："平素原无心痛之疾，卒然大捕无声，面青气冷，咬牙噤齿，手足如冰冷水。乃真心痛也。"元代李仲南《永类钤方》："真痛，脉短涩，天门真痛，下引泥丸，不治。灸百会，猛进参、沉、乌、附，或可生。"日本梶原性全《覆载万安方》引《可用方》："黑锡丹，治真头痛，每服六七十丸，豉汤下，食前。"

消渴、水肿、下痢、咳嗽、吐血等症，皆以戒盐为第一要义，若不能食淡，方药虽良，终难获效。

---

① 猪肝煎汤：疑是"猪心煎汤"。沈金鳌云："或使心经寒散，亦可死中求活，用猪心汤煎麻黄、桂、附、干姜。"（见《医述·心胃痛》）
② 捐馆舍：死亡的婉语。

【点评】《备急千金要方》论消渴调摄法，云"其所慎者有三：一饮酒，二房室，三咸食及面……不知此者，纵有金丹，亦不可救，深思慎之。"水肿忌咸食，早见于《医心方》引《医门方》，又《本事方续集》治10种水病方曰：忌盐一百二十日。

病有见于此而应于彼者，约略举之：如青腿牙疳之症，牙病而必见于腿上。咳不止，脉无神气，粪门生瘘，此阳极而下，不治之症。疰腮之症亦名肿腮，初起恶寒发热，脉沉数，耳前后肿痛，隐隐有红色，肿痛将退，睾丸忽胀；亦有误用发散药体虚者，不任大表，邪因内陷，传入厥阴脉络，睾丸肿痛，而耳后全消者，盖耳后乃少阳胆经部位，肝胆相为表里，少阳感受风热，邪移于肝经也，若作疝症治之益误矣。此症惟汪蕴谷文绮《会心录》详言之，并立方云：肿腮体实者，甘桔汤加牛蒡、丹皮、当归之属，一二剂可消；体虚者，甘桔汤加何首乌、玉竹、丹皮、当归之属，二三剂亦愈；如遗毒为害，必须救阴以回津液，补元以生真气，俾邪热之毒，从肿处尽发，方用救阴保元汤黑豆三钱，熟地二钱，麦冬钱半，丹皮、山药、南沙参、炙黄芪各一钱，炙甘草八分，水煎服。又虏疮之症，亦有先喉痛者，陈载庵之子所患，用《吴医会讲》中之法治之是也见《今人》门。

妇科

《坤元是保》，宋薛仲昂轩所著，历代女科书皆未之采。书中不乏精要之论、易简之方，洵为女科秘笈。咸丰丁巳，吴晓钲以重值购自吴门，借余录之。摘录数条于此：

妇人有疾，两乳不嫌其大，月水不嫌其多，乃生机也。

治呕血及诸衄、下血等候，用猪腰一具、童便二盏、陈三白酒一盏，贮新瓶内，密封泥口，日晚以慢火煨熟，至初更止，夜分后，更以火温之。发瓶毕食，即病笃者，止一月效。平日瘦怯者，并宜服之，男女皆效，真以血养之良方也。

医书云：先期为血热，后期为血寒。然有或前或后者，将忽寒忽热乎？大抵气者血之母，气乱则经期亦乱，故调经以理气为先。

孕六七月，因争筑着子死腹中，恶露直下，痛不能胜而欲绝者，佛手散主之<small>当归三钱、川芎五钱、益母五钱，水酒各半碗煎服，停一二时再进一服。</small>若胎不损，则痛止而子母俱安，既损则胎下而母全矣。

一胎不动而冷如冰，即非好胎。若以不动言之，好胎亦是伏而不动者，何可遂断其死胎也？宜服顺气活血药。

产后忌饮酒，但服童便可也。童便为临产仙药。晕眩败血中心，及血崩诸症，仓卒不及备药，惟儿初下地时，即与童便一盏，庶免诸症之患。一月之内，日服一盏，百病不生，他药皆不及此。

产后百病，三者最危①：呕吐、盗汗、泄泻是也。三者并见，其命必危；数症并作，治其所急。见二凶多，一症轻者无害。

产后阴血虚耗，阳浮散其外而靡所依，故多发热。治法用四物汤补阴，姜通神明，炮干姜能收浮散之阳，使合于阴，故兼用之。然产后脾胃虚损，有伤饮食而发热者，误作血虚，则反伤矣。故必先问曾食何物，有无伤损。有恶血未净者，必腹痛而发热；有感冒外邪者，必头痛而发热。若发热而饮食自调，绝无他症者，乃血虚也，可以补

---

① 产后百病，三者最危：《金匮要略》称病痉、郁冒、大便难为新产三病，其中以痉病为危。而产后又有瘀血冲肺、瘀血冲心，则更属危侯。

血。若胸膈饱闷、嗳气恶食、泄泻等症，只随症治之。要知腹满而不痛者，断非恶血也，莫误。

产后用益母草剉一大剂三两，浓煎去渣，加芎、归末各二钱，陈酒、童便各一盏，服之至再，则腹痛、血晕之恶免，且大有补益，真治产之司总也此方又名夺命丹，为产后圣药。

产后喜咸、爱酸而致咳嗽者，必致痼疾，终身须自慎之。

家传秘方有六，简易而神妙特奇，世世宝之。

种子丸：五月五日，拔益母草带根阴干为末，炼蜜为丸，如弹子大，每朝二丸，百日必效。

固胎丸：条芩、白术为末，每服三钱，砂仁汤下，连服数朝，而胎可永安。保安丸：五月五日，取益母草去根，晒干为末，炼蜜为丸，如弹子大。孕八九月每朝一丸，砂仁汤下，服二三十朝，必无倒产之逆。

催生丹：益母草四两，焦白芷、炒滑石、百草霜各二两。临产服四钱，芎归汤送下。

益母丹：即产，用山楂末三钱，浓煎益母草汤，陈酒和童便调下，第一日三服；第二日二服；第三日一服；第四、第五日山楂末减半；第六、第七日去山楂末，只服三味；第八日并三味一服，而百疾不生矣，历验。

坤元是保丹：孕妇病则胎亦病，而坠则多两亡。此方能却胎病，使两无恙。青黛五钱、伏龙肝二两，二味研末，用井泥调匀，涂脐上当孕处二寸许，干则再涂。此丹只可施于伤寒极热之症，不可概施者也，切记切记，慎之慎之。

余家有佣妇叶姓，阴户坠下一物，如初生孩儿头，卧则入腹，立则坠于外，行动不便，深以为苦。自云产后操作过早，屡至河埠踞而洗衣，致有此患，坠下后产一男，仍不能收。俗名鱼袋，不知是否即子宫也。此症初起，若根据丹溪法当或可疗，久则不能治矣。

丹溪治产妇阴户一物如帕垂下，俗名产颓，宜大补气以升提之，以参、芪、术各一钱，升麻五分，后用归、芍、甘草、陈皮调之。又抬产妇阴户下一物如合钵状，此子宫也。气血弱，故随子而下。用升麻、当归、芎、芪，大剂服二次，后以五倍子作汤洗濯，皱其皮，觉一响而收入。

胎产

妇人经止三月，以川芎末二钱，煎艾水调服，腹内觉微动是孕，不动者非也。此法妇科诸书皆载之，然未可轻试。余内人素患肝气，己丑岁怀孕三月，服川芎末少许，即动甚不安，是知成方不当泥也。又方书佛手散，用当归、川芎各五钱，水酒煎，治胎动。杭州儒医严兼三茂才稔谓此方暂服则安，常服之则屡生而不育，亲验，故知之。

秀水新塍镇陈氏女科，治胎前诸症，戒用川芎，以其能升，易动胎气也。又言桂圆产后不可轻服，味甘易令人呕，恐瘀血因之而升也。余因思张景岳治胞衣不下，用本妇头发搅入喉中，使作呕，则气升血散，胞软自落。此法虽妙，然或因作呕而瘀血上升，转益为害矣。

萧慎斋《女科经纶》谓：妊娠十月而生，其常也；其有逾期者，若唐尧之与汉昭是也；若云二年、四年，则怪诞不经矣。余按《元史·黄潜传》孕二十四月而生，此必非虚饰者。又仁和王学权《重庆堂随笔》载王大昌语云：老医辅沛霖治周缝人妻，经阻腹痛而硬，服药不效，至两年余，忽举一子，而胀病如失。其子甚短小，名曰关保，余常见之云云。然则胎孕阅数年之久，亦事之所或有，未可概以为不经也。

蔡松汀难产方，用黄芪、熟地各一两，归身、枸杞子、党参、龟板醋炙各四钱，茯苓三钱，白芍、川芎各一钱，无论胞衣已破未破，连服四五帖，但用头汁，取其力厚也。此方意主补助气血，以为服之者万无一失。冯楚瞻催生保产万全汤，则用人参三钱至五钱，归身二钱，牛膝梢三钱，川芎、干姜炒焦各一钱，肉桂六分，桃仁十三粒，酒炒红花三分，补而兼通。谓不惟催生神效，产后更无瘀血凝滞百病。主蔡说者訾冯方温热，主冯说者议蔡方补滞。窃谓冯方惟秉质虚寒者宜之，否则必有遗患，当以蔡方为优。

孕妇服药，凡寻常所用如牡丹皮、赤芍、牛膝、薏苡仁、贝母、半夏、南星、通草、车前子、泽泻、滑石、槐角、麦芽、神曲、伏龙肝、归尾凡用归身当去尾、鳖甲、龟板等皆忌之，大抵行血、利气、通络、渗湿之品均在禁例，故王孟英谓胎前无湿，虽茯苓亦须避之。火酒、椒、蒜等皆不可食，以其助火铄阴也。固胎之物，南瓜蒂煎汤服最良、胜于诸药，黄牛鼻煅灰同煎尤妙。

【点评】《本草纲目拾遗》载吴秀峰言，以为"胎必借肝血滋养"，南瓜蒂"能生肝气，益肝血，故保胎有效"。载神妙汤保胎，用黄牛鼻一条，煅灰存性，南瓜蒂一两，煎汤服。《本草纲目》云水牛者良。孟诜《必效方》又治妇人无乳，作羹食之，不过两日，乳下无限。气壮人尤效。

《泊宅编》云：一妇人暴渴，惟饮五味汁。名医耿隅诊其脉曰：此血欲凝，非疾也。已而果孕。以古方有血欲凝而渴饮五味之症，不可不知也。按此说产科书罕见，录之以备诊家之一助。

江都葛晴峰_{自申}《医易·脉部》，谓孕脉以阳入阴中，脉当短促。罗养斋以为发千古所未发。惜其书不传。

补脬散治产后交肠病①，因脬肠有损，积秽凝塞，故大小便易位而出也。补脬散甚效，方用生黄绢丝一尺剪碎，白牡丹皮、白及各钱半，水一碗，同煮如饴，木槌研烂，空腹时顿服。服时不得作声，作声则不效。陈梦琴_燮通其法，用生黄丝绢、白及、黄蜡、明矾、琥珀，水捶为丸，猪脬一个，煮汤饮之，尤精密可法。

辨妊娠，古人以形病脉不病为凭；沈金鳌更以嗜酸别之；何西池又以胎至五月则乳头乳根必黑，乳房亦升发为据。辨胎男女，古人以脉左大为男，右大为女；张路玉独谓寸口滑实为男，尺中滑实为女，两寸俱滑实为双男，两尺俱滑实为双女，右尺左寸俱滑实为一男一女，此皆扼要之诀也。

阳湖史生_{家俊}，言其同乡名医周八先生诊一孕妇，左乳胀痛，谓左乳胀为男，右乳胀为女，后果生男。余按《千金方》云：左乳房有核是男，右乳房有核是女②。又《坤元是保》以乳核先生验左男右女，殆即此义欤。

子死腹中，古法用下。验之之法，腹闷胸坠兼冷，略无动意，口中秽，面如土色，舌色青黑是也。治法服回生丹三丸，立下，产母无恙。如一时无此药，以平胃散一两_{生用，经火炒不应}，酒、水各半盅，煎好，入朴硝五钱，再煎温服，即化水而下，薛立斋云：胎死服朴硝下

---

① 交肠病：清代云间怀远（抱奇）于嘉庆年间著《古今医彻》4卷，其论交肠病云："交肠者，大肠与膀胱破裂也。必大肠所破之孔与膀胱破孔相对，始成此证。"

② 左乳房有核是男，右乳房有核是女：《备急千金要方》："妇人妊娠，其夫左乳房有核是男，右乳房有核是女。"为不经之谈，陆以湉按引《备急千金要方》语少"其夫"二字。非辨男女之确据。

秽水，肢体倦怠，气息奄奄，急用四君子为主，佐以四物，加姜、桂调之。萧慎斋云：胎死必先验舌青、腹冷、口秽的确，方可用下，亦必先固妊娠本元，补气养血，而后下之。若偶有不安，未能详审，遽用峻厉攻伐，难免不测之祸。《保产要录》云：即不服药，人不慌忙逼迫，亦迟迟生下，而不伤母。盖人腹中极热，惟不忙迫，产母安心饮食，腹内热气熏蒸，胎自柔软腐死，或一二日，或三四日，自然生下，但所出秽气，令人难闻。是可知死胎用下，乃不得已之治法，若产母病后及真元虚者，尤当审慎。

程道承式《医彀》，治产妇气血弱而胎死腹中者其症腹胀作痛，一日不下，其脉两尺沉伏，微动无神，熬益母膏，以川芎、当归、肉桂、葵子煎汤，调服二三盏，胎即下，其治最善。吴鞠通治一妇死胎不下二日，诊其脉洪大而芤；问其症大汗不止、精神恍惚欲脱，曰：此心气太虚，不能固胎，不问胎死与否，先固心气。用救逆汤地黄、麦冬、白芍、阿胶、炙草、龙骨、牡蛎加人参，煮三杯，服一杯而汗敛，服二杯而神清气宁，三杯未服，而死胎下矣。下后补肝肾之阴，以配心阳之用而愈。此又可为治死胎者开一法门也。

【点评】《吴鞠通医案》中记载死胎不下的病案与陆氏记载有出入。"黄氏，三十岁。死胎不下已三日矣。六脉芤大。心悸甚，汗大出而喘。按俗脉金以平胃散加朴硝。兹阳虚欲脱，前法下咽即死矣。与救逆法护阳敛汗，阴阳和而胎自下。辽参三钱、牡蛎五钱、莲子五钱、云苓四钱、龙骨五钱、炙甘草三钱、麦冬朱砂拌三钱。煮三杯，服一杯而汗减喘定，服二杯而死胎自下，服三杯而神定。以天根月窟膏两补下焦阴阳法，两月而安。"

《产宝》云：妊妇腹中脐带上疙瘩，儿含口中，因妊妇登高举臂，脱出儿口，以此作声。令妊妇曲腰就地如拾物状，仍入儿口中即止。王清任驳之曰：初结胎无口时，又以何物吮血养生？然余观程氏光治腹中儿啼，倾豆于地，令妇低头拾之即止；又万密斋治法，令妇作男子拜即止，则知口含之说近似有理，且惟有口始可含，何得以无口时相比较，况所谓含者，乃在氤氲一气之中，非必真吮血以养生也，王说似拘。

秀水计寿桥学博^楠，博雅工诗，深谙医理，尤精妇科。自言诊胎产症二十余年，凡大险大危者，十中挽回七八，皆以用补得宜，不随流俗，以治标逐瘀为先务也。所著《客尘医活》三卷，妇科居其大半，论堕胎、难产最中肯綮，录之：治堕胎往往用补涩，治难产往往用攻下，皆非正法，盖半产由于虚滑者半，由于内热者半。得胎之后，冲、任之血为胎所吸，无余血下行。血不足，胎必枯槁而坠，其本由于内热火盛，阳旺而阴亏，血益少矣，治宜养血为先，清热次之，若泥于腻补，反生壅滞之害。至于产育，乃天地生生化育之理，本无危险，皆人之自作也，用力太早，则胎先坠下，舒转不及，胞浆先破，胎已枯涩，遂有横生、倒产之虞。其治亦不外乎养血为主，血生则胎自出，若误用攻下之药，则胎虽已产，冲任大伤，气冒血崩，危在呼吸矣。慎之慎之。

齐氏翀《三晋见闻录》云：山西产妇既产，便饿不食物，惟以小米粥极薄，日食数回，以一月为率①。若旬日之内或食米面，或食鸡豚，则不可治。安邑则旬日之内并不可睡。按：产后因食伤致病而殒命者甚多，饮粥之法最妙，但不可使之饿，要在一饿即饮，饮不

---

　① 率(lǜ 绿)：标准。

可多而已。至于旬日不睡，未免为期太多，神气疲惫。吾乡每令倚睡高枕，傍以人守之，寐稍久即呼之觉，阅四五日始任其睡，此法较善。

乳

《劝行医说》又有论乳吹一条，语亦详尽，并录于此。凡妇人乳吹初起，切勿先延医治，每见医家治乳，用黄色敷药调菊花叶涂之，内服皂角、甲末等味，速其成脓，待至红未熟，即用钑针开入寸许，复以手硬出毒，其痛每至昏晕。而血多脓少，既难内消，复使其痛苦多时，不能收口，日久成漏，腐烂缠绵，致病者求生不能，求死不得，而待哺之儿亦将失乳毙命，罪恶之重，擢发难数。在医者本意，只求多次相延，博取财物，或冀症久求愈，重索药资而已，亦知地狱中早虚左以待乎？故乳吹、乳痈等症，初起只须内服逍遥散及六神丸、莲房灰末，福橘酒送，外煎紫苏、橘核、丝瓜络、川楝子、当归、红花、川乌、香附、官桂等水，用手中两方，绞热替换暖乳，轻者乳散乳通，如再不通，须病患忍痛，命一大婴孩重吮下积乳，随即吐去，吮三五次无不爽利，无庸延医诊视。至于乳疽、乳岩、乳癣，症情不一，治法各殊，是在名家息心体认，以煎剂为主，尤非疡科所能奏功矣。

【点评】乳吹即西医学的乳腺炎，鲍相璈在《验方新编》中记载："吹乳之证，有内吹外吹、上逆下顺之异，总属胆、胃二经热毒，气血凝滞。内吹者胎热也。外吹者，因儿食乳为口气所吹也。俱令乳汁不通，壅结肿痛，不急治之，多成痈肿。速服瓜蒌散，外以南星末温汤调敷，更以手揉散之。势甚者，惟连翘金贝煎最妙。"陈杰在《回生集》中记载以"蒲公英一两入无灰酒一斤，煎熟服神效"。

卷 五

幼科

小儿解颅者，因肾气幼弱，脑髓不实，不能收敛，而颅为之大也，宜急服地黄丸补之。万密斋《幼科发挥》云：一儿头缝四破，皮光而急①，两眼甚小。万曰：脑者，髓之海也。肾主骨髓，中有伏火，故髓热而头破、额颅大而眼楞小也，宜服地黄丸。其父母不信，至十四岁而死。余族一侄孙，幼时解颅头大，而面甚小，至十六岁竟死。余按：龟板治小儿囟不合，加入地黄中煎服，似尤应验。

治小儿惊风，砂雪丸。用朱砂、轻粉各一钱，僵蚕十个，蝎三个，以青蒿节中虫捣和为丸，研细，人乳调服。相传其方甚神。余按：轻粉辛燥有毒，治之不得其法，则毒气窜入经络，变成他疾，为害非浅。不若用青蒿虫末②和灯草灰调入人乳服之，或饲小儿睡时，以铜管吹青蒿虫末和灯草灰入其口中，法尤简妙，屡屡获效，不可忽视。

喻嘉言《温证朗照》云：凡小儿发热呕吐者，倘未布痘，即须审谛，不可误用温胃之药。里中一宋侯，高年一子，恣啖不禁，每服香

---

① 急：紧，锁紧。
② 青蒿虫末：《本草纲目》作“青蒿蠹虫”。主治急慢惊风。

砂平胃散极效。一夕痘发作呕，误服前药，满头红筋错出，斑点密攒，筋露，所谓瓜藤斑也。上饶相公一侄，髫龄①选贡②，赴宴返寓，痘发作呕，乃父投以藿香正气丸，一夕，舌上生三黑疔，如尖栗形；舌下生四黄疔，如牛奶形。盖痘邪正出，阻截其路，凶变若此，当以为戒。余按：小儿患病，挟热者多，温燥之药皆宜慎用，不特痘症宜防也。忆在杭州时，有府胥③张某子十岁，夏月触暑，发热恶寒不食，医投以藿香正气丸，遂至热盛神昏，唇舌焦干，口鼻出血而殒。聂久吾④《活幼心法》云：小儿多吐之后，胃气大虚，气不归元，阳浮于外，反有面赤头热，身热作渴而似热症者，俗医误认为热，投以凉药，杀人如反掌。故治吐泻而药不中病者，与其失之寒凉，宁失之温补。失之温补犹可救疗，失之寒凉，其祸甚速，不及救也。余按：此说与前条喻氏所论绝相反，参观焉而各有至理，惟在审症之的⑤而已。盖凡症之初起，发热作渴而吐者，挟热居多；吐后复发热作渴者，往往有属虚寒者矣，司命者其审之。

　　吾邑孔雅六学博宪采长女，初生啼哭一声，后竟默不作声。查方书，捉猫一只，以袄包之，持向女耳边，隔袄咬猫耳，猫大嗥一声，女即应声而啼，后遂无他，今已出嫁生子矣。此即古之所谓禁方，其理莫能测也。《医学入门》云：初生月内多啼者，凡胎

① 髫(tiáo)龄：幼年。

② 选贡：明代在岁贡之外考选学行兼优者充贡，称选贡。

③ 胥：古代官府中的小吏。

④ 聂久吾："久吾"，原作"六吾"，今据改之。清同治十年《新淦县志》载：明聂尚臣，字久吾，一字惟贞。少师事王龙溪、王荆石两先生，大见称赏，为时知名。六上春官不第，就谕庐陵。升抚宁令，改福州教授，复为宁化令，禁革器梗；裁抑豪强，唯倡请筑堤捍潦，以便地方。特岐黄术，著有《活幼心法》《医学汇函》《奇效医术》等行世。《活幼心法》9卷，刊于万历四十四年(1616)，今存万历、崇祯刻本。其书流传颇广。

⑤ 的：明确。

热、胎毒、胎惊，皆从此而散，且无奇症。沈芊绿甚韪①其说，因谓儿啼只宜轻手扶抱，任其自哭自止，切不可勉强按住，或令吮乳止之。若无他病，不必服药。余谓是固然矣，然有因他故而啼者。杭州乐怀谷女方襁褓，忽啼不止，拍之则愈啼，解衣视背，见绣针微露其绪②，而针已全没，医治之，杂以药敷，肉溃而针终不出，延至百余日，卖酒家传一方，以银杏仁去衣心杵烂，菜油浸良久，取油滴疮孔中，移时针透疮口，而针则已弯，盖强拍入之也。又曾世荣于船中治王千户子，头疼额赤，诸治不效，动即大哭，细审知为船蓬小篾刺入囟上皮肉，镊③去即愈。然则小儿啼哭，苟有异于寻常，即当细心审察，固不必一概投药，亦不得任其自啼自止也。

痘

《翼驹稗编》云：海州刘永有一子，年五岁，出痘遍体，疙瘩大如瓯。凡三四十医皆不识，有老妪年七十余，见之曰：此包痘也。吾所见并此而二，决无他虞。六七日疙瘩悉破，内如榴子，层层灌浆皆满，真从来未睹者。痘书充栋，亦无人道及，可见医理渊深，即痘疹一门，已难测识矣。余按此可以补诸痘书之阙录云。

阜平赵功甫长于治痘，痘始萌，一望已知其结局，自云一生疗痘，无药不用，而从未有用附子者。今按曾世荣治侯自牧子痘，盛夏

---

① 韪(wěi 伟)：同意。
② 绪：丝线。
③ 镊：疑当作"撮"，抓取。

用附子；费养恒治冯宪副孙痘，亦用附子，皆采入《续名医类案》。然则治痘非无用附子之症，特不恒有耳。

崔默庵论痘症曰：今人治痘，率用升麻葛根汤，使毒气尽升头面，后多难治。戒升麻勿用，多用葛根及横解之剂，少加桂枝，令其毒尽散于四肢，即险逆之症亦可为矣。见刘继庄《广阳杂记》。

疳

治小儿疳病，集圣丸人参、蟾蜍、川连各三钱，归身、川芎、陈皮、五灵脂、蓬莪茂、夜明砂、使君子肉、芦荟、砂仁、木香各二钱，公猪胆一个，和药末为丸，如龙眼大，每服一丸。不寒不热，亦补亦消，最为稳善。《名医类案》所载单方三亦佳。一用山楂一两、白酒曲一两，取多年瓦夜壶中人中白最多者，装入二物，炭火煅存性，研细末，每服六分，滚水送下。其一用鸡蛋七枚，轻去壳，勿损衣膜，以胡黄连一两、川黄连一两、童便浸，春、秋五日，夏三日，冬七日，浸透煮熟服之。其一用大虾蟆十数个，打死置小口缸内，取粪蛆不拘多少，粪清浸养，盛夏三日，春末秋后四五日，以食尽虾蟆为度，用粗麻布袋扎住缸口，倒置活水中，令吐出污秽净，置蛆于烧红新瓦上焙干食之，每服一二钱或用炒熟大麦面和少蜜作饼或丸，令儿食。此皆以人身气化之物，入消导药治之，可称灵妙。

小儿无辜疳，脑后项边有核如弹丸，按之转动，软而不疼，壮热羸瘦，头露骨高。有谓妖鸟一名夜行游女夜飞，其翼有毒，拂落于人家晒晾未收之褟裸衣上，儿着之则病。有斥其说为妄。谓无辜，鸟名，啼时两颔扇动，如瘰疬之项，小儿肝热目暗，颈核累累，其状相类，因以为名，宜用逍遥散加减治之；有谓因乏乳所致；又有谓饥饱劳役、风惊暑积，八邪所致，宜用布袋丸治之。余谓妖鸟之说，无论其是否，但见项边有核，即当挑刺，以药治之，若至大而溃脓，法不能疗。至其用药，则仍不外治瘰病之法耳。

外科

治脓窠疥疮，用大枫子五十粒、草麻子五十粒、蛇床子三钱_{以上三味，研细另包}、麻黄钱半、斑蝥_{去翅足}三个、雄猪油一两，先将麻黄、斑蝥二味，同入猪油内煎枯，去渣尽净，再将前三味放下，缓缓熬煎，待渣黑，然后取起，用绢袋包裹，向患处频频擦之。此方吴子嘉所传，云曾经试过，甚效。

子嘉又传治发背、痈疽、一切无名大毒，以及疮疖等症神方，名迅风扫箨^①散，云得自常熟，屡试不爽。用穿山甲七片、蜈蚣_{去头足}七条、蝉蜕五钱_洗、僵蚕_{炒去丝}二钱、乳香_{去油}二钱半、没药_{去油}二钱半、全蝎_{头足要全，酒浸，去腹内肠}七个、斑蝥_{去翅足，糯米炒}七个、明雄黄五钱、麝香一钱、冰片八分、五倍子一两五钱，共为细末，曝干，勿令见火，掺于毒上，再以寻常膏药盖之，其效如神。若遇大毒，须加升丹少许，和药末同掺，其升丹必要自制，市中者不验。升丹方：水银一两、白矾一两二钱、牙硝一两二钱_{皮硝不可用}。先将矾、硝二味研细，再入水银，用小广锅一只盛药，再以粗碗一只覆于锅上，用细白皮纸搓作纸索，蘸水微湿，筑于碗口；另用细矾末掺纸上，再用生石膏粉

① 箨（tuò 拓）：竹笋上的皮。

满盖碗底，以铁秤锤压碗上毕，以大钉四枚钉入泥地，用硬炭烧三炷官香_{四围须用砖护住，火方有力}，第一炷火文，第二炷火武_{一、二炷香间须防走漏}，第三炷火大武，当以扇拂之。冷定开视，而丹成矣_{丹在碗上，药渣弃去，不可用}。

方书所言内痈，大概详于肺、胃、大小肠，其他脏腑均略焉。吾乡有患肝痈者，医以为肺痈，服药后日就危笃，延张梦庐学博视之，识为肝痈误治，卒不能救药而殒。按《内经》云：期门隐隐痛者肝疽，其上肉微起者肝痈。又云：肝痈两胠满，卧则惊，不得小便。是其症亦尚易辨，特俗医不学，遂致杀人耳。陈远公云：肝痈在左而不在右，左胁之皮必见红紫色，而舌必见青色，治必平肝为主，佐以泻火去毒，宜化肝消毒汤。白芍、当归各三两，金银花五两，黑山栀五钱，生甘草三钱，水煎服。盖其治法与肺痈迥殊也。

王洪绪《外科全生集》论《冯氏锦囊》治阴疽以温补兼托，以为初起平塌，安可用托，托则成功。宜以溃为贵，即流注、瘰疬、恶核，倘有溃者，仍不敢托，托则溃者虽敛，增者又何如耶？因立阳和汤以施治_{熟地一两、鹿角胶三钱、白芥子二钱、肉桂一钱、甘草一钱、麻黄五分、姜炭五分}，遇平塌不痛大疽，倍加熟地。严兼三谓生平遵此法以治阴症，屡获奇验。尝于六月中治一男子，遍身热毒，而腹上独生一疽，平塌不痛。诊其脉沉微无力，乃用阳和汤加附子、黄芪服之，疽消而愈。盖热毒发于表，而阴疽根于内，故必治其本焉。因思古方治一切痈疽，用仙方活命饮，未成者即消，已成者即溃，云是疮痈之圣药，然以治阴疽，则有银花、赤芍、花粉、贝母等凉药，不若阳和汤专用温补，能消患于未萌也。

海宁许辛木部曹_樋精医理，尤长于外科，所制膏丹，必购求良药，亲自研炼，拯治危症甚多。尝言瘰疬一症，服药最难见效，外治亦鲜良方，王氏《全生集》消核膏，曾试用之，蕴热重者转至红肿，盖药品多毒烈也。因以控涎丹为主，加入麻黄煎成膏药，普施甚效。故友汤绪云又加入数味，嗣后求者踵至。不独瘰疬，凡痰核、乳岩贴之，初起即消，久者纵不能消，亦不再大，妙在并无斑蝥、蜈蚣、全蝎等毒药，虽好肉贴之无损。石门某医之女，颈生瘰疬十余年，自为医治不效，且有溃者，闻部曹有自制消核膏，挽人求索。令未溃者贴此膏，已溃者贴阳和解凝膏①见《全生集》，掺以九一丹。每次索膏必数十张，如是数月，未溃者消，已溃者敛，遂不复发，今嫁人有子女矣。此方治愈者众，其药用制甘遂二两、红芽大戟三两、白芥子八钱、麻黄四钱、生南星一两六钱、直天虫一两六钱、朴硝一两六钱、藤黄一两六钱、姜半夏一两六钱。九一丹用降药九分，生石膏一分。

外科之症，有与内科相似者，最宜详审。凡诸痈毒初起，恶寒发热，不可误认伤寒。又骨槽风不可误认牙痛，鹤膝风不可误认痛痹，痔血不可误认肠红，肺痈不可误认外感咳嗽，肠痈不可误认诸腹痛，此类尚多，不可悉数。

《质直谈耳》载：旧青浦镇疡医陈天士，名驰四方，就医者日不下数十人，其药最秘者手治之，岁久毒气熏炙，晚年中拇间生恶疽，知不可疗，闻南去百五十里，地名潭中，有一叟精于针砭，恒自晦②，不欲以术自鸣。即易姓名，疾赴其所乞治之。叟曰：此药毒也，君殆知医，向之中恶深矣，不发则已，发必难治，非吾力所及

---

① 阳和解凝膏：鲜大力子梗、叶、根 3 斤，活白凤仙梗 4 两，大麻油 10 斤，川附、桂枝、大黄、当归、肉桂、草乌、川乌、地龙、僵蚕、赤芍、白芷、白蔹、白及各 2 两、川芎、续断、防风、荆芥、五灵脂、木香、香橼、陈皮各 1 两。

② 自晦：自隐才能。

也，盍往质问陈天士乎？天士大恐，速归，疽遂溃，神昏而殁。余谓陈虽能医，技犹未精也。《秋镫丛话》云：北贾贸易江南，喜食猪首①，兼数人之量。有精于岐黄者见之，问其仆，曰每餐如是，已十有余年矣。医者云：病将作，凡药不能治也。俟其归，尾之北上，将以为奇货。久之无恙，复细询其仆，曰主人食后必满饮松萝茶数瓯。医爽然②曰：此毒惟松萝可解。怅然而返。使陈能如此贾之豫为防，何致成不治之症乎？

【点评】由"尾之北上，将以为奇货"，及"爽然""怅然"可见，此医者即药王口中之"含灵巨贼"也。

《外科正宗》一书，近世盛行，医者信而遵之，往往用铍针及三品一条枪等法，误人不少。是书徐灵胎有评本，余曾从陈载庵借录一过。后许辛木又加注释，属③余为之校正，将以救世医之弊，已付刊矣，适逢寇乱中辍，余所录之本亦毁于兵燹。辛酉④秋日，避难于东林山后，从汤欣庵借录副本，因摘录于此，俾习外科者观之，庶⑤不为是书所误。《正宗》云：初起未成者，用铍针当顶点入知痛处，出其恶血，通其疮窍，随插蟾酥条直至疮底见《脑疽论》后。评云：此必死之法，误尽苍生，其不死者亦必卧床几月，服大补之药而后得安。《正宗》云：铍针当顶插入知痛处方止，随用蟾蜍条插至孔底见神妙拨根方下。又云：三日后加添插药，其根高肿作疼。评云：凡疮未成者，

---

① 猪首：《本草纲目》引《生生编》云：猪肉毒惟在首，故有病者食之，生风发疾。
② 爽然：犹茫然、失意的样子。
③ 属：古同"嘱"。
④ 辛酉：即咸丰十一年（1861）。
⑤ 庶：希望。

一见血则毒走肌伤，轻者变重，重则必死，况又插入药条，以致痛极腐烂，断无消理，此等恶法，害人不浅。然此原云阴症当用此法，乃近人不知，不论阴症阳症、轻病重病，皆用此法，杀人无算；间有愈者，皆痛苦哀号，死里逃生，乃皆奉为金科玉律，举世皆然，无人救正，岂不伤心？又评云：用此法者，我目中已见杀数十人矣，即真阴症亦不宜用，况阴症千不得一，非平塌者即为阴症也。评三品一条枪后云：此治恶毒顽疮，间有可用。近日庸医不论何疮，俱用此法，杀人无算，深为可恨。制方之人原只用以治不知痛痒，即死肌顽肉，谁知后世恶人，竟为必用之品，不可不归咎于作俑人也。余因思周岷帆学士患瘤，为费某用三品一条枪致死见《医鉴》门，由于未见徐评故耳。医者专主一家之言，不知虚怀好学，博采精研，而欲免于误人也，岂可得哉？

疔

《本草纲目》苍耳草虫治疔方，余以治多人，无不获效。其法于夏秋之交，取苍耳草茎憔悴有穴孔处，拍开取虫虫如蚕而小，长不过四五分，其行甚速，以纸包裹，置火炉上烘极干，藏瓶中，勿出气。用时研细末，掺在疔疮膏药药店有之中心，贴向疔疮头上先用银针向疔疮头上微挑开，当有水流出，阅六时许，疔根自拔。按《三因极一病证方论》有治一切疔肿神方：苍耳草根、茎、苗、子，但取一色便可用烧为灰，醋沏淀和如泥涂上，干即换之，不过十度，即能拔出根此法本《千金方》。又按刘云密《本草述》云：一切疔肿危困者，用苍耳根、叶捣，和小儿尿，绞汁冷服一升，日三服，拔根甚验。此二方余未经亲试，如用之获效，无事取虫伤物命矣。特识之。

痈疽宜灸，而疔独忌灸。痈疽药每用酒煎，而疔独忌酒，皆以其助火也。又治疔膏药忌用桐油纸，惟当用布；刺疔针忌用铜、铁，惟宜用银。

针灸

夏日宜灸，汪石山驳正之，甚是。一近事尤堪为戒：钱塘陈氏子患哮，得一方，云夏日于日中灸背，当可见愈。如法行之，至深秋得伏暑症甚重，医治不效而卒。古者针灸之法与药并重，后世群尚方剂，投药无功，始从事于针灸，又往往不能获效，或转增重，则以精此技者甚少，且未审病之宜针灸与否也。叶天士谓针灸有泻无补，但治风寒中穴之实症_{见《来苏集》批本}，此言信然。尝见有痈症挟虚，因针而转剧；瘘症挟热，因灸而益重，是不可以不慎也。

《孟子》求三年之艾，赵氏注云：艾可以为灸人病，干久益善，故以为喻。按《说文·火部》云：灸，灼也。从火久声。俗读炙，误也。

药品

新绛，《金匮》旋覆汤用之治肝着，亦治妇人半产漏下。《本草纲目》独遗之，黄坤载《长沙药解》言之较详，云：新绛味平，入足厥阴肝经，行经脉而通瘀涩，敛血海而止崩漏。又云：新绛利水渗湿，湿去则木达而血升，故能止崩漏。其诸主治，止崩漏、吐衄、泄痢诸血，除男子消渴，通产后淋沥。止血，烧灰存性研用；消渴、淋沥，煮汤温服。其云诸症消渴，皆缘土湿而不及于火，盖其生平深恶滋阴，故立言不免于偏也。

左牡蛎取壳以项向北、腹向南，视之口斜向东者为左顾。左顾者雄，右顾者雌、左盘龙鸽粪、左缠藤金银花，皆以左为贵。秦艽根有罗纹，亦以左旋者入药，右旋者令人发脚气病。卢子繇云：盖天道左旋，而人生气从之也。

桃仁最易发胀。震泽某氏子甫十余岁，食之过多胀死，棺殓即殡之郊，逾年启棺焚葬，其尸覆卧棺中，手足皆作撑抵势。盖桃仁之性既过而苏，棺甚脆薄，得不闷死，转侧其身以求出，力微，卒不能破棺而死耳。

猪肤，王海藏以为鲜猪皮；吴绶认为焊猪时刮下黑肤；汪石山谓考《礼运》疏，革，肤内厚皮也，肤，革外薄皮也。则吴说为是。肤者，肤浅之义。谨按《御纂医宗金鉴》方解云：猪肤者，乃革外之肤皮也，其体轻，其味咸，轻则能散，咸则入肾，故治少阴咽痛，是以解热中寓散之意也。诠释详明，可以括诸家之说矣。

麦冬，通胃络不去心，入养肺阴药则宜去心。陈载庵说其生平治验如此。

凡木之花皆五出，惟桂花四出，栀子花六出。桂乃月中之木，栀子即西域之檐卜①也桃，杏花六出者，子必双仁，食之杀人。

《伤寒论》之蜀漆，乃常山之茎也。《金匮要略》之泽漆，乃与大

---

① 檐（yán）卜（bǔ捕）：即栀子。考《酉阳杂俎》称栀子花为"檐卜花"。《本草图经》："栀子，今南方及西蜀州郡皆有之。木高七八尺，叶似李而厚硬，又似樗蒲子，二三月生白花，花皆六出，甚芬芳，俗说即西域檐卜也。"

戟同类而各种也。今皆不以入药,惟草泽医人用以猫儿眼睛草治水虫者,即泽漆也。

李东璧谓香薷乃夏月解表之药,犹冬月之用麻黄,气虚者尤不可多服。今人谓能解暑,概用代茶,误矣。程氏钟龄谓香薷乃消暑要药,而方书称为散剂,俗称为夏日禁剂。夏既禁用,则当用于何时?此不经之说,致令良药受屈。此二说程杏轩《医述》并载之。余谓李说为是,程说不可从香薷虽非夏日禁剂,然惟阳气为阴邪所遏,用以发越阳气则宜,其余中暑之病,均不可用。今人夏月又有以藿香代茶者亦误。夏月可常服以涤暑者,惟陈青蒿耳。余每于秋仲采青蒿洗晒收藏,次年夏入甑煎露,用以代茶殊胜。

连翘功专泻心与小肠之热,《本经》及诸家本草并未言其除湿,惟朱丹溪谓除脾胃湿热,沈则施谓从苍术、黄柏则治湿热,而吴氏《本草从新》又谓除三焦、大肠湿热,近世医家宗之,遂以为利湿要药。不知连翘之用有三:泻心经客热,一也;去上焦诸热,二也;为疮家圣药,三也。此足以尽其功能矣。

枸杞子,诸家本草有谓其甘平者,有谓其苦寒者,有谓其微寒者,有谓其甘微温者,均未尝抉发其理。惟张石顽《本经逢原》谓:味甘色赤,性温无疑,缘《本经》根、子合论无分,以致后人或言子性微寒,根性大寒,盖有惑于一本无寒热两殊之理。夫天之生物不齐,往往丰于此而啬于彼,如山茱萸之肉涩精,核滑精;当归之头止血,尾破血;橘实之皮涤痰,膜聚痰,不一而足。即炎帝之尝药,亦不过详气味形色,安有味甘色赤、形质滋腴之物性寒之理?其辨别独精胜于诸家。余壮岁服药,每用枸杞子必齿痛,中年后服之甚安。又尝验之肝病有火者,服枸杞子往往增剧,谓非性温之征耶?

张叔承《本草选》谓方书所用大枣,不分黑白,细详之,乃是红枣之大者，若黑枣则加蜜蒸过者。又谓今人蒸枣多用糖、蜜拌过，久食最损脾胃，助湿热也。窃意红枣力薄，和胃则宜；黑枣味厚，补中当用，似不得混同施治。至助湿热之说，理不可易，是以多食则齿生虫而致损也。

《龙木论》治内障眼有五退散，用龙退_{蛇皮}、蝉退、凤凰退_{乌鸡卵壳}、佛退_{蚕纸}、人退_{男子退发}等分，一处同烧作灰，研为细末。每服一钱，用熟羊肝吃，不拘时候，日进三服。佛退、人退之名甚新，可补入药品异名中也。

竹箷从竹，而俗或从草作茹；青葙子从草，而俗或从竹作箱，皆误。

松之余气为茯苓，枫之余气为猪苓，竹之余气为雷丸，亦名竹苓。猪苓在《本经》中品，雷丸在下品。茯苓在上品，方药用之独多，以其得松之精英，久服可安魂养神，不饥延年也。又有橘苓，生于橘树，如蕈，可治乳痈，见赵恕轩《本草纲目拾遗》。

葛仙米乃山穴中石上为水所渍而成，楚、蜀、越深山中皆有之。龙青霖《食物考》谓清神解热，疗痰火，久服延年。《本草纲目拾遗》则谓性寒，不宜多食。按此物不入药用，只宜作羹，味殊鲜美。凡煮食者先入醋少许，方以滚水发之，则大而和软。

木之用，桑为多，曰叶，曰枝，曰花，曰椹，曰根皮，曰汁，曰耳，曰瘿，曰油，曰虫，曰寄生，曰螵蛸，凡十有二。果之用，莲为多，曰薏，曰节，曰茎，曰叶，曰蒂，曰须，曰花，曰房，曰实，曰薏，曰汁，曰粉，亦十有二。二物皆有丝，一禀金气，一得水精，《理虚元鉴》谓物性有全身上下纯粹无疵者，惟桑与莲。良有以也。

《金匮要略》王不留行散自注云：如风寒，桑东南根勿取之。后世注释家谓风寒表邪在经络，桑根下降，止利肺气，不能逐外邪，故勿取之。吴鞠通推阐其义：桑根之性下达而坚结，由肺下走肝肾者也，内伤不妨用之，外感则引邪入肝肾之阴，而咳嗽久不愈矣。地骨皮为枸杞之根，入下最深，力能至骨，有风寒外感者亦忌用之。其说详见《温病条辨》，可补诸家本草之阙。近世医士能细辨药性者少矣。丙辰秋，余戚吴氏妇偶感风寒，咳嗽气急，某医诊之，用桑白皮为君，咳嗽转剧。急令勿服，改用杏苏散加减乃愈。

万历间，陆祖愚见《三世医验》治沈姓妻疫病垂危，其邻邵南桥助银两许，以备殡殓之资。陆谓以其半易人参，此妇尚可生。乃以白虎合生脉二剂，用人参五钱。服后病势减半，于前方加白芍，止用人参一钱，服四剂而愈。此可想见其时参价之贱，今之贫人遇病，如需一两参，非银十余两不可，虽有良医，将如之何？

杏仁润肺利气，宜汤浸去皮、尖，麸炒黄；若治风寒病，则宜连皮、尖生用①，取其发散也。今人概去皮尖，殆未达此意耳。

服参不投②者，服生莱菔。姚浣云《本草分经》谓服山楂可解。《本草纲目拾遗》谓粟子壳煎汤服，解参之力尤胜。余谓疾之轻者犹可解，重则无药可解，要在审所当用，勿妄投而已。

玉簪、凤仙，《本草纲目》入毒草部。玉簪之毒在根，凤仙之毒在子，皆能透骨损齿。又如珍珠兰、茉莉等，其根亦皆有毒杀人。

烟草明季始有之，其种出于淡巴国，流入吕宋国，转入闽，闽石马镇产者最良。诸家本草皆加载毒草门。《汇言》谓偶有食之，其气闭闷，昏溃如死，其非善物可知。《备要》谓火气熏灼，耗血损年；取其所长，惟辟瘴除秽而已。今人嗜此者众，烟肆之多，几于酒肆

---

① 杏仁不去皮尖者如三拗汤，甘草不炙，麻黄不去根节，杏仁不去皮尖。
② 投：合，投合。

埒，虽不若鸦片烟之为害甚烈，然能耗肺气，伤阴血，凡患咳嗽、哮喘、虚损吐血、气虚、火炎等症，尤宜远之。

轻粉辛燥有毒，以治杨梅疮，奏效虽捷，而毒气窜入筋骨，变生他疾，为害无穷。大风子①之治疠风亦然，制方药者其慎之。

《本草》谓栀子生用泻火，炒黑止血。《临证指南》治外感证多用黑山栀。黄退庵云：近多炒用，用生者绝少。余按仲景栀子豉汤②，有病人旧微溏不可与服之禁，盖以其苦寒也，若炒黑则寒性减，无论旧溏与否，皆可服矣，此所以用生者少欤。

药物来自海外者甚多，中国之药亦有遐方所宝重者，如西戎之需茶，唐古忒③之需大黄，日本之需僵蚕是也。又往时专城④入贡者，特市土茯苓，一时价昂百倍，见《钱塘县志》。

薄荷气清轻，而升散最甚，老人、病人均不可多服。台州罗镜涵体质素健，年逾七旬，偶患感冒无汗，以薄荷数钱煎汤服之，汗出不止而死。舅氏周愚堂先生桢，患怔忡甫痊，偶啖薄荷糕，即气喘、自汗不得寐，药中重用参、芪乃安。

药中所用橡实，其木之名称。《诗经》曰栎曰栩，曰柞曰棫不结实者名棫，《尔雅》又曰杼⑤。橡实，一名皂斗，俗称野栗子，涩肠止痢，功胜罂粟。杭州学廨傍有一大株，夏日阴浓，借以避暑，深秋结实繁茂，凉风吹堕，扑檐抛屋，终夜有声，颇耐清听。

---

① 大风子：即大枫子，含大风子油，辛热有毒，临床单用以治麻风者殊鲜。《本草纲目》："主风癣疥疮，杨梅诸疮，攻毒杀虫。"《本草求原》："大风子，须用纹银煎三日夜，去其浮油，以杀其毒。否则燥痰而伤血，多服必致失明。"

② 栀子豉汤：原书作"栀子汤"，据《伤寒论》补正。

③ 唐古忒：清代文献中对青藏某些地区及当地藏族的称谓。又作"唐古特"。

④ 专城：指任主宰一城的州牧、太守等地方长官。

⑤ 杼：原作"柔"，据《尔雅》改。

卢子繇《本草乘雅半偈》备称茶之功用，采录古今名家论说以为谱，因谓常食令人瘦，去人脂，倍人力，悦人志，益人意思，开人聋瞽，畅人四肢，舒人百节，消人烦闷，使人能诵无忘，不寐而惺寂。章杏云《调疾饮食辨》则谓茶耗人精血，有消无息，欲使举世不饮，实难劝喻，惟饮宜清，忌多忌浓，或以它草木之可煎饮者代之尤妙。若夫渴症及诸热症发渴者多饮之，病更难愈。又谓古不专以茶作饮，故《尔雅注疏》但云可作羹饮，并"代茶"两字无之。由是观之，《茶经》《茶录》，明理人不屑挂诸齿颊矣。二说迥殊，当以章说为正。如不能以他草木代之，则宜少宜清之言切宜遵守。章又谓俗尚陈茶，仅隔年或二年止矣，乃竟有陈至五七年、一二十年者，能令人失音或暴死，盖凡物过陈者，皆有毒也。此说亦世所罕知者。

杨希洛《本草经解要考证》，谓葳蕤、漆叶治阴虚，兼令人有子，即华佗漆叶青粘散，青粘世无能识，或云黄精之正叶，或云即葳蕤也。然吾乡有两老儒，先后服此方皆致殒。或云漆叶乃五加皮叶，《本经》名豺漆也。里有兵子臂痛不能挽弓，或教用葳蕤一斤、五加皮浸酒，饮尽自健旺胜常，岂古方正尔，《纲目》殆误附漆树耶？漆本有毒，《本经》久服轻身，及《抱朴子》通神长生，皆难信。有割漆人误覆漆，遍体疮，至莫救，向在中山亲见，况服食乎？陶宏景云生漆毒烈是也。古无用叶者，故气味缺，《纲目》殆因古方臆立主治耳。余按以五加皮叶为漆叶，前此所未闻，然二物气类迥别，是以应验亦殊，明理之士，自当舍漆叶而取五加皮。究之古方药品，最宜详审，不可过信前人之说，为所误也。

《本草纲目拾遗》有鸡神水，云可明目去障，制法择大萝卜一个，开大孔，须近茎一头开，勿在根边方可活，孔内入鸡蛋一枚，种地上，使其叶长成。取鸡蛋内水点眼，其目如童。《重庆堂随笔》又载制赛空青法，冬至日取大萝卜一枚，开盖挖空，入新生紫壳鸡卵一个在内，盖仍嵌好，埋净土中，均四五尺深，到夏至日取出，用女人衣具包裹，藏瓷器中，否则恐遇雷电被龙摄去也。卵内黄白，俱成清水，用点诸目疾，虽瞽者可以复明。二法并可试用，录之。

救逆汤之用蜀漆，柯韵伯疑之。邹润庵谓：脉浮，热，反灸之，此为实，实以虚治，因火而动，必咽燥吐血。可见脉浮被火，应至吐血，今更吐之，是速其血耳。矧《千金》《外台》两书，非疫非疟，不用是物，则是方之有舛误无疑。吴中方大章_爕，则谓蜀漆乃蜀黍之误，古漆字无水旁，与黍相似故也。黍为心谷，用以救惊狂起卧不安者，取其温中而涩肠胃，协龙、牡成宁神镇脱之功也_{说见《瘦吟医赘》}。

草药形状相类者甚多，如宕芋似何首乌，钩吻似黄精，透山根似蘼芜，天葵似石龙芮，鸡冠子似青葙子，赤柳草根似茜草根等，不胜枚举。良毒各殊，服食家均宜慎辨。

何首乌具人形者不可多得，得而服之，可以益寿，然亦有不尽然者。汤芷卿_{用中}《翼骃稗编》云：吴江秀才某，见邻翁锄地，得二首乌如人形，以钱二千买之，用赤豆如法制食，未数日，腹泻死。此岂气体有未合欤？抑首乌或挟毒物之气能害人也，服食之当慎也，观于此而益信。

费星甫《西吴蚕略》所述头二蚕，较本草诸注家为详备，录于此：头二蚕即蚖①珍也。《周礼·夏官》司马职禁原蚕。注云：原，再也。《字书》作"蠠"。《本草》有晚蚕沙、晚僵蚕等目，皆未详辨，遂误以初蚕再出为晚蚕、原蚕矣。不知其种迥别，凡二蚕茧蛾生种，谓之头

---

① 蚖：蚖，疑作"蚖"。"蚖"字未见有蚕义，《字汇补》引《续博物志》曰："蚕四月绩者，名蚖。"

二蚕种，次年清明后即养之，名头二蚕，时头蚕尚未出也。其眠、其老甚速，才两旬即收茧，时头蚕甫大眠也。出蛾生子，是谓二蚕种。凡养头二蚕皆甚少，无缫丝者，其茧壳、茧黄、蚕沙皆入药。其僵者尤不可得，治痘有回生之功，盖时方春杪，蚕亦得清淑之气，故堪治疾，殆珍之名所由起欤。《本草》所载专指此，即《周礼》原字之义未必不指此。又云：二蚕始称晚蚕，出于头蚕登簇之际，饲以二叶，自眠至老，皆值黄梅时候，郁蒸日甚，蝇蚋蛄喋，臭秽生蛆，性偏热有毒，其茧、其丝价亦较廉。凡所弃余，仅以肥田，从未入药。余按今药肆所售蚕沙、僵蚕，大抵皆出于头蚕耳，药类鲜真，此其一也。

獐乳性热补阳，虚寒体弱者服之，获效甚捷。余戚王祉亭居长兴和平山中，言其地产獐，取乳恒在夏月[①]，土人伺有獐处，逐去母獐，捕乳獐杀之，以肠胃曝干，取乳凝结成块，每两可售钱一千。作伪者每以牛、羊等乳代之，求之肆中，鲜有真者矣。

表兄周星舫明经_{士煌}，在洞庭东山授徒，言山中郑祉仪家兰花绝盛，传有治难产方最灵，采素心兰花阴干收藏，临用以一二泡汤饮之。又言山中有黄天竺子，泡汤饮之，治肝气极效。余按天竺子只见红色者，黄色则未之见，星舫言山中人亦甚贵重，此种不多得也。

辣茄[②]性大热，章杏云《调疾饮食辨》以为近数十年群嗜之，食者十之七八_{父母嗜食辛热，其精血必热，故遗害于儿女}。饮食以冲淡和平为正，浓厚之味，久必伤生；毒劣之物，嗜之损寿。乃食此而不尽夭者，以体无内热也，若有内热，死安能不速耶？其言可谓切至。以此推之，非独辣茄不当嗜也，凡胡椒、生姜、韭、蒜等辛温之品，皆足以劫阴

---

① 取乳恒在夏月：獐在5月底至7月底产子。
② 辣茄：即辣椒。

而伤生，慎毋多食。

许辛木云：阿魏最难得真。诸书皆言极臭，恐防作吐，盖肆中皆以胡蒜白伪造也。余有友人贻以塔尔巴哈台①阿魏精，其色黑中带黄，并不甚臭，舐之气味极清，不作恶心，乃知真品，因自不同。江浙去西番万里，而肆中所售阿魏甚贱，其伪可知，且极臭伤胃，有损无益，勿用可也。余谓药之无真，如桑寄生、川郁金、化州陈皮之类，求之肆中，悉皆他物，以之治病，必不见效，均当勿用。

冬雪水腊雪更佳救时疫不热症，获效最速。余在杭州，每遇冬雪，即取藏坛中。咸丰戊午四月，舆夫王姓发热身肿，呕吐不食，心口大热，似有一大块塞住胸间，病逾十余日，已危笃。其妻来求药，乃以雪水与之，饮一大碗，即安睡半时许，遍身大汗，身凉思食而痊。时其邻祝氏妇，聚孕数月，亦患热症甚剧，王氏妇以所余雪水令饮，亦即热退获痊。

方书言白果食满百枚者死，以其壅气也。由此推之，凡菱、芋、南瓜等滞气之物，俱不可多食，病人尤忌。

楝根皮出土者杀人。《续名医类案》中毒门，谓楝树根出土者杀人。朱氏子腹痛，取楝子东南根煎汤服之，少顷而绝。余按《本草》谓楝树雄者根赤，有毒杀人；雌者色白，入药用。是楝根之有毒，不得仅以出土者概之矣。

缪仲淳《广笔记》，方药有用紫河车、胎元、孩儿骨、化尸场烧过人骨等。其为《本草》注疏，复备言天灵盖、人胞、初生脐带之功效，未免有伤阴德，不若《本草纲目》之于人骨、人胞、初生脐带之

---

① 塔尔巴哈台：原属新疆的旧区名。

功效，未免有伤阴德，不若《本草纲目》之于人骨、人胞、天灵盖，深以残忍为戒。然胪列气味主治及方，似当概从删削，详述用之者，有损而无益，庶几为仁人之言乎？

今之所云沙苑蒺藜，即古之白蒺藜；今之所云白蒺藜，乃古之茨蒺藜也；今之所云木通，即古之通草；今之所云通草，乃古之通脱木也；今之所云广木香，即古之青木香；今之所云青木香，乃古之马兜铃也。岐黄家用药，岂得泥古而不从今耶？

周乙蕨耆患遍体发细瘰甚痒，以枸骨叶煎汤代茶，服之获痊。按：枸骨，一名猫儿刺，俗名十大功劳，味苦甘平，叶生五刺，九月结子，色正赤。《本草汇言》称其去风湿，活血气，利筋骨，健腰脚。《本经逢原》称其活血散瘀，又能填补髓脏，固敛精血。今方士每用数斤去刺，入红枣二三斤，熬膏蜜收，治劳伤失血痿软，往往获效，以其能调养气血，而无伤中之寒也。盖其功用至宏，而医者概不以入汤剂，屈此良药矣。

《广阳杂记》云：余昔在杭，遇一满州老人，双目皆蒙，药不能立时奏效。有货空青者，其人酬以重价。将用之矣，始问之余。余曰：此物生铜坑中，必铜精也，铜性能伐肝，有余之症，目无不愈。今公年老而脉症俱虚，当用温补之品，若用此，当无益有损。其人且信且疑，乃破青取水，先点右目，一夜大痛，目精爆焠，始悔不用余言，而犹赖余获全其左目也，后用养脾滋阴之剂，将及一载，左目复明。观此益知审症用药，辨品宜精，未可轻用也。

梧桐入药者少，然有二方可传。泄泻不止，服诸药罔效者，用梧桐叶煎汤浴足，大有神效《海上仙方》。疝气常食梧桐子效《齐有堂医案》。

神黄豆，诸家本草不载，惟见于叶大椿《痘学真传》，云：神黄豆种出云南，能稀痘，生熟各一粒，甘草汤咀服。然不若梁晋竹孝廉绍壬《两般秋雨庵随笔》所述为详，云神黄豆产滇之南徼西彝中，形如槐角子，视常豆稍巨，用筒瓦火焙去黑壳，碾细末，白水下之，可除小儿痘毒。服法以每月初二、十六日为期，半岁服半粒，一岁一粒，递加至三岁三粒，则终身不出矣。或曰按二十四气服之，以二十四粒为度。

芭蕉根汁，治疗走黄甚效。震泽钮某患疗，食猪肉走黄肿甚，其妻向余室人求方，令取芭蕉根捣汁一宫碗灌之，即肿消而痊，次日入市逍遥矣。且不独可治疗，凡热毒甚者，亦能疗之。妹婿周心泉家之妪唐姓，夏患热疖，至秋未已，自头至足，连生不断，令饮汁一茶钟，热毒渐消而愈。

粤人喜啖槟榔，谓可辟瘴，而不知其益少损多。吴人喜啖蓖麻子，往往种之成林，采曝炒食，此尤当戒。盖其性辛热，泻人元气，隐受其害者多矣此药《本草》列毒草门，且食此者一生不得食炒豆，犯之即胀死。乡愚无知，食之每习以为常，可慨也。

葱、蜜同食杀人，世皆知之；韭与蜜糖同食，亦能杀人，则知之者鲜矣见黄暗斋《折肱漫录》。

食忌

《本草》云：多食韭，神昏目暗；多食葱，神昏发落，虚气上冲；多食莱菔动气；多食芥菜，昏目动风发气。又云：虚人食笋多致疾；浙人食匏瓜多吐泻；马齿苋叶大者，妊妇食之堕胎。此类不可胜数，寻常菜蔬亦足为患，其他可知，养生家所以必慎食物也。

石门赵屏山明经宗藩自宁波旋里①，过绍兴，访友于郡城，一仆家在城外，乞假归省，途中买鳝鱼至家，使其妻烹之，适其邻人来视，遂留共食，食毕皆口渴腹痛叫号，移时而死，其身化为血水，仅存发骨，识者谓误食斜耕而然。赵次日俟仆不至，遣人往问，始知其故，遂终身不食鳝。余按：鳝身尾皆圆，斜耕②身尾皆扁，口有二须，可以此为辨。然鳝有昂头出水二三寸者，为它物所变，其毒亦能杀人，养生家宜慎用之。

山谷产菌，种类不一，食之有中毒者，往往杀人，盖蛇虺毒气所蕴也③咸丰五年六月初三日，乌程县施家桥吴如玉之母，山中采菌甚多，族人吴聚昌之妻乞而分之，炒熟以佐夜饭，有子媳与女同食之。二更后，呕吐腹痛，至天明四肢抖缩，肉跳齿咬，四人同时殒命，如玉之母亦食之而死。鸡食吐出之物，顷刻即毙，剖视腹中，只有硬肝，余皆腐成毒汁。夫山人食菌，本为常事，麦熟及寒露时，菌甚多，味极美，苏州有熬成油者，预为持斋过夏之需，取其鲜也。今吴姓家食菌而死者五人，可谓奇惨。乌程杨毅亭封翁炳谦，特为作记刊传以示戒，言若必欲食之，须用银器同煮须久置待冷试验，银有青黑色者，断不可食。如中其毒，饮以粪汁可解，又地浆水亦可解毒，其法于墙阴地掘二三尺深，以水倾入搅匀，取上面澄清水冷饮之。按《东林山志》云：五月雨水浸淫之时，蕈生于山谷，惟淡红色、黄色者无毒可食。寒露生者色白，名寒露蕈，亦无毒可食。其大红者、黑者有毒杀人，人或中之，食粪汁可解。又《卫生录》云：蕈上有毛，下面光而无纹者，及仰卷赤色者，或色黑及煮不熟者，并不可食。《物理小识》云：以灯心和蕈煮，或以银簪淬之，灯心与簪黑色者，即有毒。《清异录》云：湖

---

① 旋里：返回故乡。
② 斜耕：疑指鳗鲡目的中华须鳗，其尾部后1/3渐侧扁，上唇边缘具发达的唇须。
③ 山谷产菌……毒气所蕴也：菌自有毒，无关蛇虫。

湘习为毒药以中人,其法取大蛇毙之,厚用茅草盖罨①,几旬则生菌,菌发根自蛇骨出,候肥盛采之,令干捣末,糁酒食茶汤中,遇者无不赴泉壤,世人号为休休散。观此,则菌之生自蕴毒者往往有之,服食家可不慎欤?

酒

许元仲《三异笔谈》,谓蔡孝廉㷀,素不饮酒,公车北上,苦寒饮烧酒,甘之,遂非此不饮,如是者二十余年。一夕扃②户寝,晌午犹不起,家人抉扉而入,室中滃然③,衾帐皆焦,半身烬矣,手犹握烟管,竟与《本草》所载倚马焚身事同。盖烟火引线,倏如爆竹之发耳。又会稽陈端甫学博㕘儒言,其同乡某生,酒户④甚大,一夕饮烧酒满罌,复吸水烟,忽火自腹发,骨肉半成焦炭,嗜烧酒者,可以为戒。

鸦 片 烟

鸦片烟为害甚巨,有大土、小土之分,大土出于外国,《三异笔谈》述之详晰,云:余在永嘉知库书,张元龙犯此,欲绳之,诉曰:已绝此二年,曾以办船料渡海,至苏录国,亲见鸦片本质,故毅然不

---

① 罨(yǎn 眼):覆盖。
② 扃(jiōng 垧)户:闭户。
③ 滃(wěng 塕)然:烟雾弥漫貌。
④ 酒户:酒量。

敢食耳。询知其详，云：国俗皆裸葬，一亩之地，百族共之，累积百年，其地之值不赀矣。造法，先掘土数丈，筑其底极坚，并四旁亦筑，取掘出之土，捣之极细，筛之极净，曝之极干，乃于城中铺石灰一层，加土一层，罂粟瓣一层，糯米粥一层，覆以芦席，盖以毡，再压以板，自春徂秋而成。以金易土，价目倍蓰。然大约吸数百年前陈人之膏血，故一见誓死不再食也。绝之之法，以十全大补汤加鸦片灰，俟瘾发时服之，初甚委顿，渐服渐愈，两月余复初。

吴晓钲言，有族叔椿龄，习岐黄家言。乙卯秋，以时疾卒。其司会计者曰吴梅阁，性不羁，吸洋烟。偶至友人倪梅岑家，倪适他出，假寐以俟，忽梦椿龄至曰：子将有难，能戒鸦片烟则免。余授此方。出一红纸示之，上书人参、枳椇子、赤糖各一钱，每日煎汤服之十六字，戒曰：七日不见烟具，则瘾绝矣，毋蹈故辙也。醒后根据方服之。果效。晓钲素执无鬼论者，及闻梅阁口述是事，乃信史迁有物之言[1]，洵不诬也。余按人参补肺气，赤糖消烟积，用之甚当；枳椇子世第知其解酒毒，然陈藏器言其解渴除烦，去膈上热，润五脏，功用同蜂蜜，则其所长，不第能治酒病也。况鸦片烟性热燥烈，视酒尤甚，用此治之，殊有至理。

杂方

杭州汪铁樵±骧传方，用野鸡脚雌雄成对，瓦上焙干，研极细末，

---

[1] 史迁有物之言：指《史记·扁鹊仓公列传》："饮是以上池之水，三十日当知物矣。"司马贞注：当见鬼物也。

瓷瓶收藏。凡脚跟为钉鞋擦伤而烂，及腿膝等处磕破者，以此敷之，即结痂而愈。因忆山东青驼寺吹津膏，治脚跟伤最灵，今得此方，无事远求矣。

太乙紫金锭方，出于《道藏》，元人所辑《卫济宝书》续添方中载之，名曰神仙解毒万病丸，则以为喻良能方、葛丞祖传。方后详载各症治引，并可救自缢落水<small>用冷水磨灌下云</small>。绍兴府帅有施此药者，渠一子溺水已死，用其法救之遂苏。

治瘟疫浮肿及大头瘟，用黑豆二合炒熟、炙草二寸，水二碗煎汤，时时呷之，即所谓靖康异人方也<small>靖康二年，京师大疫，有异人书此方</small>。此外约略举之，如《圣济总录》治赤白痢，用黑豆半升，炒去皮，为末四合；甘草一两，绵裹，入湖水三升，煎一升，分二服。《洪氏集验方》治脚肿，用黑豆、甘草煎汤服之。《寿亲养老新书》治老人小儿冬月诸热，用大黑豆三升洗净、甘草三两细剉，水六升，煮令烂熟，时时与三五十颗与食之，汁亦可服。吴晓钲《活人一术》云：解丹药毒，以黑豆、甘草煎汤饮之。此方之用甚广，皆取其解毒清热。刘松峰云：甘草炙则带补，宜用生者。信然。

《圣济总录》大活络丹，与近世所传回生再造丸，药味大同小异。大活络丹五十味，与再造丸异者八味，白花蛇、乌梢蛇、草乌、贯众、木香、沉香、水安息香、黄芩是也。再造丸五十六味，与大活络丹异者十四味，川芎一两、黄芪一两二钱、白芷一两、桑寄生一两、海南香一两、草蔻仁一两、天竺黄一两、萆薢八钱、红花八钱、姜黄一两、朱砂一两、琥珀一两、蕲蛇四两、穿山甲四两是也。二方所皆有者四十二味，人参一两、白术八钱、茯苓一两、炙草一两、熟地一两二钱、赤芍八钱、当归一两、首乌一两、肉桂一两二钱、附子八钱、麻黄一两、防风一两、威灵仙一两、细辛一两、羌活二两、葛根一两、天麻一两、僵蚕一两、乳香一两、没药一两、丁香一两、藿香一两、香附八钱、青皮八钱、乌药八钱、松香六钱、白蔻仁八钱、骨碎补一两、元参八钱、川连一两、大黄一两、血竭八钱、胆星一两、龟板一两、虎胫骨一对、犀角八钱、两头尖一两、牛黄三钱、全蝎一两五钱、地龙八钱、冰片二钱、麝香八钱，制末蜜丸，每粒重一钱二分，金箔为衣，阴干蜡壳封固。此方治中风瘫痪、痿痹痰厥、拘挛疼痛、满身麻木、痈疽流注、跌扑损伤、小儿惊痫、妇人停经等症。《遵生八笺》曰：年过四十，当预服十数服，至老不生疯疾；年过六十不宜服。徐灵胎谓顽痰恶风、热毒瘀血入于经络，非此方不能透达，凡治肢体大症必备之药也_{《洄溪医案》云：治虚痰流注均效}。方书亦有活络丹，只用地龙、乳香等五六味，乃治实邪之方也。

余以厍寓杭州，以剃头为业，留心医学，言先世习疡医，虽遗书散失，而记忆秘方尚多，有治脚蛀方最灵，用炉甘石六钱，象皮、龙骨各三钱，冰片一钱，轻粉三分，炉底少许_{外科烧升丹之炉底，杂货店有之}，共研细末糁之，神效_{脚烂而痒，有水，不能行步，俗名脚蛀，南方人多有此疾。脚蛀糁明矾末，痒不能止，反增疼痛。余家传方用老烟末糁之，燥湿止痒，亦颇应验}。

同邑郑拙言学博风锵，性喜单方，言其经验最灵者有四。道光壬寅年，馆乐平汪军门[①]道诚家，粪门前、肾囊后起一坚块，渐觉疼痛，虚寒虚热时作，案头有《同寿录》，检一方云：跨马痈初起，用甘草五钱，酒、水各一碗煎服。如方服之，块渐软，次日略出清水，不数日全愈。从兄珊瑚家一婢，年十六七，忽身起红晕，有若热痱者，由背渐及胸，饮食少进，识者云：此蛇缠也，至心坎不可救矣。偶检《回生集》有一方，用粪杓_{俗呼料子}上断箍_{取其年久用多，不必定欲断者}，

---

① 军门：提督或总兵加提督衔者的尊称。汪道诚官至云南提督，故云。

新瓦上煅存性，香油调抹。令试之，不数日痂脱，健饭如常。治喉风神效方，用青梅浸食盐出水，取大蜓蚰入其中，不拘多少。甲午秋闱闻捷，日设馔以待报子，内一人忽喉痛如鲠，势甚危。取所制蜓蚰梅令咽一枚，平复如常，晚间已能啖饭矣。端午日午时，收取晚蚕蛾_{俗名头二蚕}不拘多少，置竹筒中，用纸密缄，挂当风处，须雨淋日晒，不到四十九日。后遇人有竹木刺入肉不能出者，用此研末，拌津唾涂患处，刺立出。同里蔡晴江家一媪，手被竹刺，疼痛不能洗衣，以此涂之即瘥。

一新婚者患疾，诸医以虚治之，补剂杂进，体日殆。名医沈耿文_{桐乡县人，后居珠村}视之，见卧室中妆奁甚多，皆新漆饰成，曰：此乃为漆气所伤_{俗名漆咬}，非病也。令于木工家取杉木①屑煎汤洗之，复投解漆毒之药，不日霍然。按《坤元是保》云：尝有新婚人漆咬，认作发风毒症，不知乃新漆嫁事所触也，以明矾②煎浓拭之，三四次即效。沈之见正与相同。

休宁汪生作云，年甫成童，忽患肠红，晨起必大下一次，血多粪少。阅两月余，日渐消瘦。有人传方：白木耳水煮淡食，日食一钱。未及一两全愈。药苟对症，何必以多为贵哉！

误食头发成瘕，胸喉间如有虫上下去来，古方以入土旧木梳菌煎汤饮之，此物不可得。一方用雄黄五钱，水调服。辨是症者，更以好饮油为凭，每饮四五升方快意，盖发入胃中，血裹化为虫也。

先友钱石林上舍_坛，性至孝，母徐孺人，素患风湿，频发不愈。石林百计医治，觅得海风藤花，配红枣，以陈酒煮饮，服之获效，遂

---

① 杉木：《本草纲目》："杉材主治漆疮，煮汤洗之，无不瘥。"
② 明矾：《本草纲目》引《备急千金要方》："漆疮作痒，白矾汤拭之。"

常服焉，病不复发，寿至八十余。海宁蒋寅昉①光焴，偶患火丹，两臂红肿而疼，诸药不效，后得一方，用百合研细末，白糖共捣烂，敷之即痊，此方医者罕见，价廉而效速，可传也。

方书言肝胃气痛，用玫瑰花阴干冲汤代茶服。汤芷卿入龙眼肉成膏，愈吴洛生大令之母脘痛，一则入脾和血，一则入肝行血，补泄均宜，所以获效。

《保寿堂经验方》三卷，明刘天和撰，方皆精当。其治泄泻少进饮食方，尤为简妙。用糯米一升，水浸一宿，沥干燥，漫火炒令极热，磨细罗过如飞面，将怀庆山药一两，碾末入米粉内，每日清晨用半盏，再入沙糖一茶匙，胡椒末少许，将极滚汤调食，其味极佳，且不厌人，大有资补。久服之，精寒不能成孕者亦孕，盖有山药在内故也，此是一秘方，勿轻视之。

余家工人吴法才患大脚风，余母周太孺人传有单方，用海桐皮、防己、片姜黄、原蚕沙各三钱，苍术二钱，煎汤熏洗，日三四次获愈_{此方治愈者已多}。愈后因行路过多，两脚腐烂，诸药不痊，周太孺人令以古墓石灰细末掺之即愈。后以治烂腿，无不愈者。

古厌胜法有用以治病获效者，《百一选方》云：密以净纸书本郡太守姓名，灯上烧灰，汤调下即产。沈从先曰：余尝见书正人君子姓名，烧灰调下治产难；用净帕珍重束男左女右臂，治鬼疟最灵。又闽人迄今皆书龙江林先生②姓名，诸怪症皆治，即《选方》遗意也。吴江徐娱亭传一治疟法亦效，以云片糕一片，书黄帝颛顼之神位七字，更以一片合之，勿使见字，令于发疟前二时食之。

---

① 寅昉：原作"寅肪"，据文义改。
② 龙江林先生：疑指林兆恩，号龙江，为"三一"教创始人。

质正

《宋史·庞安常传》《明史·凌云传》，皆载治产妇胎不下，隔腹针儿手而得生。《扬州府志》之记殷矩、《嘉兴府志》之记孙浦，则产妇皆已死，见其血而令启棺，隔腹针之而复生，此于情理未合，不足深信。

《曲礼》云：医不三世，不服其药。郑氏注云：慎物齐也。孔氏疏云：凡人病疾，盖以筋血不调，故服药以治之。其药不慎于物，必无其征，故宜戒之。择其父子相承至三世也，是慎物调齐也。又说云：三世者，一曰《黄帝针灸》，二曰《神农本草》，三曰《素女脉诀》，又云《夫子脉诀》。若不习此三世之书，不得服食其药。然郑云慎物齐也，则非为《本草》《针灸》《脉诀》，于理不当，其义非也。按：此则所谓三世者，注疏因主父子相承之说也。近世有专主通于三世之书，而以三世相承为俗解之误，殆未读注疏耳。且经书文义虽古，而辞无不达，既谓通于三世之书，何以不明言之，而曰医不三世，故作此不了语，以炫惑后世乎？

王朴庄谓：古方一两者，今之七分六厘；一升者，今之六枸七杪。《东医宝鉴》谓：古方一两者，今之三钱二分五厘；一升者，今之二合五枸。如仲景炙甘草汤，药料最多，共十六两，用酒七升、水八升，准于王说，为今之三两四钱九分六厘，今之七合有零，则酒、水太少，如《东医宝鉴》之说，为今之十四两九钱五分，今之三升七合五枸，则药料太多。似当从王之两数、《东医宝鉴》之升数，乃为得之。

湖州费星甫《野语》云：儒医张梦庐之舅氏沈翁，以外科著，有女大腹隆起，中有结块，俨若私胎，迁延日久，腹益膨脝。梦庐诊其脉曰：此乃肠痈，无术以治之，危矣。沈遂悟，扶女足踹板凳之两头，出其不意，将女腹重踢，倒地昏晕，其痈内破，脓从大小便出数斗，遂按法疗治获痊。余谓肠痈脓已成者，《金匮》《千金》皆有成法可遵，何必出奇行险以治之，且《经》云肠痈为病不可惊，惊则肠断而死。此女患痈日久，又加之以重踢，其肠有不断乎？此传讹之辞，未可信也。

《夷坚志》谓台州狱囚遭讯拷，肺伤呕血，用白及为末，米饮日服。后其囚凌迟，刽者剖其胸，见肺间窍穴数十处，皆白及填补，色犹不变。此说李东璧采入《本草纲目》，医家皆信之，独进贤舒驰远诏《伤寒集注》谓：隔诸脊骨，不得伤肺，何肺拷坏而骨不坏耶？且白及由食管入胃，不得由气管入肺，其诳显然云云。因思古方催生用鼠肾丸、兔脑丸，云其药从儿手中出，由舒氏之说推之，则胎在肠外，药入胃中，何以得入儿手乎？然观《徐灵胎医案》横泾钱氏女腿痈成管，管中有饭粒流出；长兴周氏子臂疽经年，所食米粒[1]有从疽中出者。又《槐西杂志》治折伤接骨，用开元通宝钱烧而醋淬，研细为末，以酒调下，铜末自结而为圈，周束折处。曾以折足鸡试之果然。此皆理之不可解者，是则昔人之说，未可竟斥为非矣

张鹭《朝野金载》云：洛州有士人患应声，语即喉中应之。良医张文仲令取《本草》读之，皆应，至其所畏者即无声，乃录取药，合和为丸服之，应时而止。其后《遁斋闲览》载杨勔腹中应声，读《本草》至雷丸不应，服数粒而愈。《泊宅编》载毛景喉中有物应声，诵《本

---

① 米粒：实系脓栓、死骨、干酪样物。灵胎亦有误。

草》至蓝不应，饮汁吐虫而愈。其说皆为方书所征引，窃意虫之应声，乖气所感，非有知觉之灵，岂能闻所畏之物而遂不作声乎？殆皆小说家附会之辞。

《灵枢经》谓人呼吸定息，气行六寸，一日夜行八百一十丈，计一万三千万百息。河西池以为伪说，人一日夜岂止一万三千五百息。余尝静坐数息，以时辰表验之，每刻约二百四十息，一日夜百刻，当有二万四千息。虽人之息长短不同，而相去不甚远，必不止一万三千五百息，然则何氏之说为不虚，而《经》所云未足据矣。尽信书不如无书，此之谓也。

哕、嗳之说，诸家各异，王氏《准绳》援据《内经》，正李东垣、王海藏 以哕为干呕、陈无择 以哕为咳逆 之误，而从成无己、许叔微之说，以哕为呃逆，以嗳为噫气，此可为定论。徐灵胎批《临证指南》噫嗳篇云：噫，即呃逆，病者最忌；嗳，为饱食气，非病也。何可并为一证？王孟英《潜斋医话》訾之，谓噫不读为如字，乃于介切，饱食息也。以噫、嗳名篇，于义实赘，徐氏误作二种，殊失考。况噫有不因饱食而作者，亦病也。仲景立旋复代赭汤，治病后噫气，徐氏误噫为哕，谓即呃逆，盖此汤原可推展而用，凡呕吐、呃逆之属，中虚寒饮为病者皆可治。余尝以治噫气频年者数人，投之辄愈，益见徐氏之仅泥为饱食气未当也。是盖宗王氏之说，而其义更融澈矣。

余于癸巳秋，得桐乡陆定圃先生《冷庐杂识》书板，既已补其残损，订正以行世矣。先生精于医，《识》中所采岐黄家言，正复不少，窃以先生于医学必有所心得，爰益购求先生之遗书。于乙未春，得《再续名医类案》若干卷，继又得《冷庐医话》若干卷，俱手抄本未付梓者。《医案》采撷繁富，足补江、魏二书之未备，《医话》则专以辨证为主，凡述一证，必推究其虚实源委，而指摘医家利弊，言多精凿，自序谓掇拾闻见，以自达其意之所欲云。噫！岂易言欤！余以《医话》之尤有裨于世也，亟付手民，寿诸梨枣，仿古香斋袖珍本，以便取携。暇日拟再订正《医案》，续以行世。时光绪二十三年太岁在强圉作噩季冬之月，乌程庞元澂跋。

补 编

弁言

陆定圃，桐乡积学士，兼擅医术，识见超人，凡研究学识，必穷理索奥，务达其旨，于是随笔记述，分门别类，成《冷庐医话》五卷。光绪二十三年，乌程庞元澂为之刊行，早已脍炙人口。先生于咸丰五年时，又著《冷庐杂识》八卷，其中采撷岐黄家言，正复不少，俱心得实录，精凿可珍，爰为别类摘辑，间加附注发明，名曰《冷庐医话补编》，附刊其后，俾益臻美备。近辑《中国医学大成》，将正补全书，列入医话丛刊，以广其传，而于吾道尤不无小补焉。丙子三月炳章志。

医范

医宗四大家

新安罗养斋_浩《医经余论》云：医宗四大家之说，起于明代，谓张、刘、李、朱也。李材辈指张为仲景，不知仲景乃医中之圣，非后贤所及，况时代不同，安得平列？所谓张者，盖指子和也。观丹溪

《脉因症治》，遇一症必首列河间、戴人、东垣之说，余无所及；其断症立方，亦皆不外是，知丹溪意中专以三家为重。《格致余论》著补阴之理，正发三家所未发。由是攻邪则刘、张堪宗，培养则李、朱已尽，皆能不依傍前人，各舒己见，且同系金、元间人，四大家之称，由是而得耳。此说足以正数百年相传之讹。

炳章按：金元四大家，以刘河间、张子和、李东垣、朱丹溪为是。仲景乃创始方剂疗病之祖，为医中之圣。四大家继起发明，亦不愧为医贤。且仲景学说，得中正之道，无偏寒偏热之弊。

何书田

青浦何书田茂才其伟，居北竿山下。工诗，家世能医，书田益精其业，名满大江南北。候官林文忠公则徐抚苏时，得软脚病，何治之获痊，赠以联云：菊井活人真寿客，竿山编集老诗豪。由是投分①甚密，而何介节②自持，未尝干③以私，人皆重之。

炳章按何公法从叶派，善能变化，著有《医药妙谛》三卷。其自著方，皆从经验发明，叙病源病状，亦据实际，治虚痨各法，颇得叶氏心法，言简意赅，切合实用。炳拟刊入《续编医学大成》中。

张梦庐

同邑张梦庐学博千里，医名隆赫。道光间，应闽、浙总督无锡孙

---

① 投分：意气相合。
② 介节：刚直不随流俗的节操。
③ 干(gān 竿)：求，请求。

文靖公之聘，至闽时，公患水胀已剧，犹笃信草泽医，服攻水之药，自谓可痊。张乃详论病情，反复数千言，劝其止药。私谓其僚属曰：元气已竭，难延至旬日矣。越七日果卒。其论大略云："专科以草药为丸为醴，峻剂逐水，或从两足滂溢，或从大肠直泻。所用之药虽秘不肯泄，然投剂少而见效速，其猛利可知。夫用药犹用兵，攻守之法，参伍错综，必主于有利而无弊。从未有病经两年，发已数次，不辨病之浅深、体之虚实，只以峻下一法为可屡投而屡效者。盖此症之起，初因饮啖兼人，胃强脾弱，继则忧劳过度，气竭肝伤。流之壅，由乎源之塞，若再守饮食之厉禁，进暴戾之劫剂，不啻剿寇用兵而无节制，则兵反为寇；济师无饷，而专驱迫，则民尽为仇。公何忍以千金之躯轻供孤注之掷耶？彼草泽无知，守一己之师传，图侥幸于万一，以治藜藿劳形之法，概施诸君民倚赖之身，效则国之福，不效则虽食其肉，犹可逭乎？此余之所痛心疾首，而进停药之说也。语殊切直，特录之以告世之溺惑于庸医者。张有谒孙宫保[1]句云：身思报国仔肩重，病为忧民措手难。见所刊《闽游草》中。

炳章按：梦庐医号千里，桐乡人，家居后珠村，少工诗文，长精医术，就诊之舟，日所百计，不事置产，聚书万卷，著有医案多种传世。

《赤水玄珠》

孙文垣《赤水玄珠》，阐发医理，有裨后学，惟载制红铅之法，为白圭之玷。又推重石钟乳，以《本草》有久服延年益寿之说，遂讥

---

[1] 宫保：清代对太子少保的称呼。此处的孙宫保当指上文的孙文靖公，即孙尔准。其谥号为文靖，赠太子太师。则此处称宫保当有误。

朱丹溪不可过服之言为非，不知《本草》称延年之药，如蒲黄、石龙刍、云母、空青、五石脂、菖蒲、泽泻、冬葵子等味，未必皆可久服。《本草》又称水银久服神仙不死，而服之者鲜不受其害，是岂可过泥其辞乎？善乎缪氏仲淳之言曰：自唐迄今，因服石乳而发病者，不可胜纪，服之而获效者，当今十无二三。《经》曰石药之性悍，真良言也。尊生之士无惑方士有长年益寿之说，而擅服之，自取其咎也。大抵服食之品，宜取中和，方免偏胜之害。

炳章按：孙公文垣，论病理则发明处甚多，如辨三焦命门，亦多阐发深义奥理，惟论药，确有过泥古人夸奖之处，是其阙点耳。

《难经经释》

徐灵胎《难经经释》，辨正误谬，有功医学，其释分寸为尺，分尺为寸，云：关上分去一寸，则余者为尺；关下行去一尺，则余者为寸。诠解明晰，可谓要言不烦。

炳章按：徐灵胎，雍乾时人，笃信汉唐以前方书。《难经经释》，以经解经，参以实验发明，有功医林之作，乃雍正五年所注。

《医学源流论》

徐灵胎《医学源流论》云：有病固当服药，乃不能知医之高下，药之当否，不敢以身尝试，莫若择至易轻浅、有益无损之方，以备酌用。如偶感风寒，则用葱白苏叶汤取微汗；偶伤饮食，则用山楂麦芽汤消食；偶感暑气，则用六一散、广藿汤清暑；偶伤风热，则用灯心竹叶汤清火；偶患腹泻，则用陈茶佛手汤和肠胃。如此之类，不一而足，即使少误，必无大害。又有药似平常，而竟有大误者。如腹痛、呕逆之症，寒亦有之，热亦有之，暑气、触秽亦有之。或见此症，而饮生姜汤，如果属寒，不散寒而用生姜热性之药，与寒气相斗，已非正治，然犹有得效之理，其余三症，饮之必危。曾见有人中暑，而服浓姜汤一碗，覆杯即死，若服紫苏汤，寒即立散，暑热亦无害，盖紫苏性发散，不拘何症，皆能散也。按此论惩药误而发，微病用之，最为稳善，养生家不可不知。

炳章按《源流论》二卷，乃乾隆十九年时作，针砭陋俗，辨证谬误，可为医俗医之良药，作庸医之棒喝。

选案

《续名医类案》

钱塘魏玉璜之琇《续名医类案》六十卷，世无刊本。余从文澜阁借四库本录一部，凡六十六万八千余言，采取繁富，间有辨论，亦皆精当。玉璜自述医案数十，其治病尤长于胁痛_{肝燥}、胃脘痛_{肝木上乘}、疝瘕等证。谓医家治此，每用香燥药耗竭肝阴，往往初服小效，久则致死。乃自创一方，名一贯煎，统治胁痛、吞酸吐酸、疝瘕，及一切肝病，惟因痰饮者不宜。方用沙参、麦冬、地黄、归身、枸杞子、川楝子，六味出入加减，投之应如桴鼓。口苦燥者，加酒连尤捷。余仿其法治此数证，获效甚神，特表其功用，以告世之误用香燥药者。

炳章按：凡痰瘀袭络胁痛，肝郁血瘀，痰凝疝瘕，宜用叶氏辛润通络法，合金铃子散，为最效，以通化为要，此方黏补，恐非所宜。

学医宜慎

《程杏轩医案》历叙生平治验，颇有心得。惟治张汝功之女暑风，用葛根、防风等药，遂致邪陷心包，神昏肢厥，旋用清络热、开里窍之剂，而势益剧，变成痉证而殁。因谓暑入心包，至危至急，不可救药，而不知暑风大忌辛温升散。其初方用葛根、防风，劫耗阴津，遂致热邪入里。观此可见学医之难。忆道光癸巳仲秋，三弟以灏，年十五，患伏暑症，初见发热、恶寒、头痛，延同里某医治之。某医宿负盛名，诊视匆遽，误为感寒，用桂枝、葛根、防风等药二剂，而神昏肢冷。余时方自郡城归，更延茅平斋治之，以为热邪入里，用生地、元参、银花、连翘、竹叶等味，竟不能痊，人皆归咎于茅，而不知实误于某也。并记于此，以明学医之宜慎焉。

炳章按：暑温暑风，伏热在内，皆忌辛温升散，劫耗阴津，苟误用之，邪必内陷入里，非寒在表、内无热之伤寒可比。

录方

干霍乱治法

干霍乱心腹绞痛，欲吐不吐，欲泻不泻，俗名绞肠痧，不急救即死。治法宜饮盐汤探吐，外治刺委中穴亦妙。此证王宇泰《证治准绳》谓由脾土郁极不得发，以致火热内扰，阴阳不交。而吴鞠通《温病条辨》谓由伏阴与湿相搏，证有阴而无阳，方用蜀椒、附子、干姜等药。窃谓干霍乱亦如湿霍乱，有寒有热，当审证施治，不得专主热剂。吴氏书阐发治温病之法，辨论详晰，卓然成一家言，惟此论尚局于偏，恐误来学，特正之。

炳章按：干霍乱每多挟食挟痰，兼中温秽，探吐以通其上膈，针刺以通其经络，宣达二便以通下焦之塞，上下内外皆通畅，则病自愈矣。凡阴寒多是绵绵腹痛，暴痛甚少，临证宜审之。

苦参子治休息痢

鸦胆子治休息痢，歙程杏轩文囿《医案》甚称其功效。用三十粒去壳取仁，外包龙眼肉捻丸，每晨米汤送下一二服，或三四服即愈。此药味大苦而寒，力能至大肠曲折之处，搜逐湿热。《本草》不载，见于《幼幼集成》，称为至圣丹，即苦参子也，药肆多有之。吾里名医张云寰先生李瀛，亦尝以此方传人，吾母周太孺人，喜施方药，以治休息痢，无不应验，兼治肠风便血。凡热痢色赤，久不愈者，亦可治，惟虚寒下痢忌之。

炳章按：苦参子仁治肠热便血，及热痢久不愈。余亦治验多人，惟余用每次十四粒，龙眼肉七枚，分包吞服，两服即愈。

【点评】鸦胆子苦寒，外包甘温之龙眼肉防止刺激肠胃，类似于后世胶囊制剂。

蜈蚣入腹

明张冲虚，吴县人，善医，有道人以竹筒就灶吹火，误吸蜈蚣入腹，痛不可忍，张碎鸡子数枚，令啜其白，良久痛少定，索生油与咽，遂大吐，鸡子与蜈蚣缠束而下。盖二物气类相制，入腹则合为一也。事见《吴县志》。按：明江氏瓘《名医类案》亦有一方，云取小猪儿一个，切断喉取血，令其人顿饮之，须臾灌以生油一口，其蜈蚣滚在血中吐出，继与雄黄细研，水调服愈。南方多蜈蚣，且家家用竹筒吹火，尝有是患，故录之。

炳章按：江瓘方取小猪儿切断喉取血，伤生物命，未免残忍。不如用张冲虚法，方理明切，效验必确，为便利也。

青腿牙疳方

咸丰乙卯年，吾邑皇甫湘山上舍岷，患牙龈肿烂，两腿青胀，其势甚剧，诸医不效。乌程温醉白诊之，谓病名青腿牙疳，不必服药，惟食马乳可愈。如其言，一月全愈。又一戴姓妇人，病证相同，亦食马乳得痊。按：此证见于御纂《医宗金鉴》八十四卷外科门，长洲唐笠山大烈所著《医宜博览论》曾述及之。吾乡罕有此证，医家知此者亦鲜矣。

炳章按：青腿牙疳，清初关外发现此症，饮马乳得愈，故采入《医宗金鉴》，近年江浙间亦有之。

目疾秘方

患目赤者，小便时以指蘸入目中，闭目俟其自干，日三四次即愈。惟当净洗手面，以免不洁之咎。此方载《医学纲目》，他书不恒见，屡试屡验，秘方也。又《石室秘录》治目中初起星，用白蒺藜三钱，水煎洗之，日四五次，星即退，此方亦神效。

炳章按：目赤肿痛，用大青叶煎汤饮之，肿赤即退，或鲜野刺苋煎汁饮数次，红肿亦退。起星者，加木贼草同煎，起云翳者，加蝉衣同煎服，皆有良效。

治疮秘方

余姚吴蓉峰学博麟书，患脓窠疮，医久不痊，后有相识遗一方，云得自名医，为疗疮第一良药，如法治之果愈。余于庚戌年患此甚剧，亦以此方得痊，兹录于下：厨房倒挂灰尘三钱煅伏地气、松香一钱、茴香一钱、花椒一钱、硫黄煅一钱、癞虾蟆一钱、枯矾一钱、苍术一钱、白芷一钱、朱砂一钱。上药，共研细末，用鸡子一个，中挖一小孔，灌药其中，纸封固口，置幽火中炖熟，轻去其壳，存衣。再用生猪油和煎捣烂，葛布包之，时擦痒处。

炳章按：脓窠疮，发则奇痒，风湿壅毒，生有微生虫而作痒，故用硫、矾、松香、花椒燥湿杀虫之味，而即收效果。

汤火伤方

《镜花缘·说部》征引浩博，所载单方，以之治病辄效。表弟周莲史太史士炳，为余言之，因录其方以备用。余母周太孺人，喜施方药，在台郡时，求者甚众。道光癸卯夏，有患汤火伤，遍身溃烂，医治不效，来乞方药。检阅是书中，方用秋葵花浸麻油同涂。时秋葵花方盛开，依方治之立愈。乃采花贮油瓶中以施人，无不应手获效。

炳章按：汤火伤，用矿灰一两五钱，清水一小碗，将矿灰投入水中，搅匀澄清，用清灰水取一杯，入桐油一杯，拌打百余次，则成黄白色，如稠膏，搽于汤火泡处即干，屡经试效。

巴鲫膏

外伯祖周悠亭先生向潮兄弟三人，次春波先生踊潜，余外祖也，三葵园先生以清，俱好善乐施。贾人某负逋①五百金，贫不能偿，焚其券，某感恩次②骨，以家传痈疽秘方相赠。按方制送，获效甚神，录之以广其传。仙传巴鲫膏奇方，治发背痈疽疗毒，一切无名肿毒，未成即消，已成即溃，力能箍脓，不至大患。巴豆五钱去壳、鲫鱼两个重十二两以上者、商陆十两切片、漏芦二两、闹羊花二两、白及五钱切、番木鳖五钱切、蓖麻子三两去壳、绵纹大黄三两切、乌羊角二只、全当归二两切、两头尖三两即雄鼠粪、白蔹三两切、穿山甲二两切、黄牛脚爪一两敲研、猪脚爪一两敲研、虾蟆皮干二两、川乌五钱切、草乌五钱切、苍耳子四两、元参二两切。鼠粪雌多雄少，雌者两头圆而无毛，雄者两头尖而有毛，不可混用。虾蟆干宜新取，其力猛也。上药入大广锅内，用真麻油三斤半，浸三日，熬至各药焦黑，滤去渣，再熬沸，乃入后药：飞净血丹廿四两。用槐、柳条不住手搅，熬至滴水成珠，熄火待稍冷，再入后药：上肉桂五钱、乳香四钱去油、没药四钱去油、上轻粉四钱、好芸香四钱去油。此五味，俱研极细，徐徐掺入，用铜箸搅匀，待凝冷，覆地上十余日，火毒退尽乃可用。

炳章按：此膏痈疽初起，未成即散，已成即溃，能提毒外出，如

---

① 负逋：拖欠。
② 次：及，至。

阴疽结核，能渐渐化散，善拔疔毒，兼消流注痰核，诚外科外提内消之要方也。

五圣丹

癫狗、毒蛇咬人者多死。方书虽有治法，不甚著效。惟萧山韩氏所传五圣丹，获效如神，救人不可胜数。韩氏惟制药施送，秘不传人。鄞拙言司铎开化，从其同寅①汪睦斋学博世钤处，得此方见示。汪喜录单方，制药施人，此方得之于其至戚，乃自韩氏窃得者。汪按方制药以拯人，无不应手取效，因录之以广其传。上号当门子一钱、梅花冰片一钱、火硝三分，上号腰面雄黄一钱、九制炉甘石一钱。上药共研细末，男左女右，用竹挖耳点近鼻处大眼角七次，隔一日再点七次，再隔一日又点七次，虽重伤者自愈。若犬咬至二十日外者，亦不治。若用药后误吃羊肉，用药再治，迟至二十日外者亦不治。宜忌羊肉发物四十九日。兼治痧症闷死，时疫伤寒癍发不出者，亦用此药点眼角，男左女右。

炳章按：类此之方，及用量多寡不同者甚多，余汇录《瘈狗伤补编》内，宜互相参考。杭胡庆余堂前董雪岩先生，名此方曰龙虎化毒丹，有龙虎二字，化写符篆，焚化入药，又一法也。

沈妪传方

单方之佳者，不必出自方书，往往有乡曲相传，以之治病，应手

---

① 同寅：同僚。

取效者。吴江沈妪，服役余家，曾传数方，试之皆效，备录之。痔疮，用皮硝煎汤，乘热熏洗。此方治热毒皆效。小儿雪口疮，马兰头汁擦之。眼癣，大碗幕布，以晚米糠置布，燃糠有汁滴碗，取抹患处。

炳章按：痔疮未溃前，不论内外痔，用鲜土牛膝连根叶，捣碎煎汤，乘热先熏后洗甚效，屡经试验。

许秀山传方

临海许秀山布衣保，喜种花，尤爱兰菊，种多至百余。每至花时，五色缤纷，先君子恒从乞种，因书联以赠云：啖淡饭，着粗衣，眷属团圆终岁乐；伴幽兰，对佳菊，花枝烂漫满庭芳。又题其琴鹤图云：流俗不可侣，伴身惟鹤琴，山空凉月皎，亭古缘阴深，双翮有仙骨，七弦皆道心，幽居惬真赏，长此涤尘襟。许精于医，为人诊病不计酬金，曾传余秘方，试之皆效，附录之以济世。治头风，用头风膏药，入草乌末少许，贴之。治牙痛，用北细辛五钱、薄荷五钱、樟脑一钱五分、置铜锅中，上覆小碗，纸糊泥封勿通气，暖火熏之，令药气上升至小碗，取涂痛处。治刀伤久烂，用生糯米于清明前一日一换水，浸至谷雨日晒干，研末敷之。治火烧伤方，鸡子煮熟，去白取黄，猪油去膜，二味等分，捣匀抹之。

炳章按：治牙痛方，虫牙痛最效。风火牙痛，亦可治之。虚火上炎牙痛，牙根浮长，外肉不肿，外涂无效，宜玉女煎。

家传单方

单方之神验者，可为世宝。余家传有数方，屡试屡效，济人多矣，恐久而失传，特志之。刀伤，用苎叶末糁之_{端午、夏至日，各采等分，晒干，俟霜降日磨末}。受湿气烂腿，用松香不拘数，置釜中，用水，慢火煮，以焚一炷香为度，取出松香_{取出松香，入冷水中，方能凝结，否则胶滞}，换水再煮，如此换八次水，煮八炷香时候，松香之毒始尽，研极细末，入猪油捣烂调匀，用隔纸膏摊之。其法以长薄油纸，折成两方块，一面凿满针孔，一面摊药，将两面合拢，药折在里面，以凿针一面向患处贴上，线围扎之，勿着水，有脂流出自愈。一切疥疮，用槟榔、木鳖子、穿山甲、血余、雄黄、朱砂、黑砒、大风子肉，各二钱五分，研极细末，入土硫黄七两五钱，煮烊为锭，菜油磨搽，日三次，牙缝出血，名牙红，用元明粉研细末糁之。一切无名肿毒：用鲜桑枝火爇患处熏之。小儿头烂：名染痞头，用铜青一钱，沥青一钱，松香一钱，蓖麻子肉四钱，同捣烂，以布一方，如染痞头大，摊药包患处。跌打损伤，用冬瓜子炒，研细末，温酒冲服三钱，日二次。

炳章按：松香制八次治湿疮，《医宗金鉴·外科类》有九制松香膏法，加葱同制，宜参考之。

禁咒治病法

禁咒治病，自古有之，往往文义不甚雅驯，而获效甚奇，殆不可以理测。余内人之乳母顾妪，其父曾习祝由科，传有二咒甚验。一治蜈蚣蜇，咒云：止见土地神知载灵，太上老君急急如律令敕。治法：以右手按蜇处，一气念咒七遍，即挥手作撮去之状，顷刻痛止。一治蛇缠，咒云：天蛇蛇，地蛇蛇，膑青地扁乌梢蛇，三十六蛇，七十二蛇，蛇出蛇进，太上老君急急如律令敕。凡人影为蛇所啄，腰生赤瘰痛痒，延至心则不可救，名蛇缠，亦名缠身龙。治法：以右手持稻秆一枝，其长与腰围同，向患处一气念咒七遍，即挥臂置稻干门槛上，刀断为七，焚之，其患立愈。又治蜈蚣蜇方，急以手向花枝下泥，书田字，勿令人见，取其泥，向蜇处擦之即愈。

炳章按：祝由符箓治病，发原于上古，精其业者，湖南人为最多，只能温饱，不能借此敛钱置产。故操此业者，多是游方谋食，无资产者流。如截疟符、骨鲠符。余目睹亦有效。

油污衣方

油污衣，面涂法最佳。用生麦粉入冷水调匀，厚涂污处，越宿干透，以百沸热汤，和皂角洗之，油化无迹。

宜忌

食忌

医书所载食忌，有无药可解者，录以示戒。痧症腹痛，误服生姜汤；疗疮误服火麻花；骨蒸似怯症，误服生地黄；青筋胀 即乌痧胀 误认为阴症投药；渴极思水，误饮花瓶内水；驴肉、荆芥同食；茅檐水滴肉上食之；食三足鳖；餚馔过荆林食之；老鸡食百足虫有毒，误食之；蛇虺涎毒，暗入饮馔食之。

炳章按：食毒甚多，此其一斑耳，如徐忠可注《金匮要略》卷二十四、五及《解毒编》《食物本草》等书，如二物相合，有畏恶相反者，如动物异于常态者，苟误食之，轻则增病，重则中毒而死。有司命之责者，宜注意及之。

药忌

吴江徐灵胎征君①大椿，谓医药为人命所关，较他事尤宜敬慎，今乃眩奇立异，欲骇愚人耳目，将古人精思妙法，反全然不考，其弊何所底止。略举数端，以示儆戒。人中黄肠胃热毒，偶有用入丸散者，今入煎药，则是以粪汁灌人而倒其胃矣、人中白飞净，入末药，若煎服，是以溺汁灌人矣、鹿茸、麋茸俱入丸药，外症、痘症偶入煎药。又古方以治血寒久痢，今人以治热毒时痢，腐肠而死、河车、脐带补骨丸药偶用，今入煎剂，腥秽不堪，又脐带必用数条，肆中以羊肠、龟肠代之、蚌水大寒伤胃，前人有用一二匙治阳明热毒，今人用一碗半碗以治小儿，死者八九、蚯蚓痘症用一二条酒冲，已属不典，今用三四十条，大毒大寒，服者多死、蜈蚣、蛴螬即桑虫、蝎子、胡蜂皆极毒之物，用者多死，间有不死者，幸耳、石决明眼科磨光盐水煮，入末药，今亦以此法入一切煎剂，何义、白螺壳此收湿掺药，亦入煎剂，其味何在、鸡子黄此少阴不寐引经之药，今无病不用、燕窝、海参、淡菜、鹿筋、丑筋、鱼肚、鹿尾此皆食品，不入药剂，必须洗浸极净，加以姜、椒、葱、酒，方可入口，今与熟地、麦冬、附、桂同煎，则腥臭欲呕、醋炒半夏、醋煅赭石、麻油炒半夏皆能伤肺，令人声哑而死、橘白、橘内筋、荷叶边、枇杷露、楂核、扁豆壳此皆方书所弃，今偏取之以示异。余按：徐氏所指，诚切中要害，惟海参淡食，最能益人，尝有食之终身而康强登上寿者，惟不宜与熟地等药同煎耳。又枇杷露，治肺热咳嗽，获效颇速，似不当在屏弃之列。

---

① 征君：征士的尊称，指不接受朝廷征聘的隐士。

炳章按：如人中白必先漂出臭气，火煅用入煎剂，治口疳牙疳，颇有效。石决明镇肝阳亦颇效。惟毒性虫类，应当禁入汤剂为妥。

饧

临海洪佥事若皋《南沙文集》，谓方书金、银、玉石、铜、铁，俱可入汤药，惟锡不入，间用铅粉，亦与锡异。锡白而铅黑，且须锻作丹粉用之。明名医戴元礼，尝至京，闻一医家术甚高，治病辄效，亲往观之，见其迎求溢户，酬应不暇。偶一求药者既去，追而告之曰：临煎时加锡一块。元礼心异之，叩其故，曰：此古方尔。殊不知古方乃饧字。饧，即今糯米所煎糖也。嗟乎！今之庸医，妄谓熟谙古方，大抵皆不辨锡、饧类耳！余谓今之庸医，不特未识古方也，即寻常药品，亦不能辨其名，有书新会皮作会皮，盖不知新会是地名也；有书抚芎作抚川芎，盖不知川与抚为二地也。此皆余所目见者。

炳章按：古方之饧，即今饴糖。用大麦芽或糯米蒸煮成之，调补胃气，如小建中汤所用，即是物也。

常食之物

医家谓枣百益一损，梨百损一益，韭与茶亦然。余谓人所常食之物，凡和平之品，如参、苓、莲子、龙眼等，皆百益一损也。凡峻削之品，如槟榔、豆蔻仁、烟草、酒等，皆百损一益也。有益无损者，惟五谷。至于鸦片烟之有损无益，人皆知之，而嗜之者日众，亦可悯矣。

炳章按：梨性寒液足，脾肾虚寒之体，多食则腹痛便溏，便是损也，若阴虚火旺，干咳无痰食之，则能润肺化痰，清火滋燥，乃益也。

饑^①饥饿解

谷不熟为饑，腹不实为饥。饥之甚为饿。饑、饥古异义，后人通用误也。

炳章按：又有菜不熟为馑，近人饑馑亦合用，为谷菜俱不熟可也，其义如此。

博 物

麒麟

《明史》外国贡麒麟者甚多，阿丹国麒麟，前足高九尺，后六尺，颈长丈六尺，有二短角，牛尾鹿身。按《尔雅·释兽》：麟，麕身，牛尾，一角。注云：角头有肉。《京房传》云：麟，麕身，牛尾，马蹄，在五彩，腹下黄，高丈二。《明史》所言颈长如此，未见古书，且不言一角有肉，疑是别种，非真麒麟。

炳章按：《野语》云，顺治辛卯山西平定州，牛产麒麟，遍体肉麟，有光，四足有甲。康熙十七年，江西袁州，牛产麒麟。康熙二十八年，余姚北乡胡氏，牛产麒麟。《居易录》云：乌山胡氏，有牛产

---

① 饑：《说文》："穀不孰为饑"。又，"饥，饿也"。

一麟，狼项马足，麋身牛尾，遍体肉鳞，金紫相差云。

麈角解

时宪书十一月，改麋角为麈角解，始于乾隆戊子年。高宗纯皇帝，以为木兰之鹿。吉林之麋，角皆解于夏，惟麈角解于冬，曾于南苑验之，特正其讹。又命《时宪书》纪年，仍增注六十一岁，至百二十岁，使花甲环周，益绵寿世之庆，盖始于乾隆辛卯年云。

炳章按：麈产辽东宁古塔各地，头似鹿，脚似牛，尾似驴，背似骆驼，从全体观之，无一所似。故北人俗呼四不像，体大如小牛，毛淡褐，背稍浓，腹渐淡，角质坚，扁平而阔，莹洁有纹理，表面有凸凹，角基甚厚，从干分两叉，一向外，一向后，足颇大，蹄较小，体长，除尾七尺二三寸。性似鹿，常慢走，食植物，驰驱时比马尤速。每年五月产子，孕期八月，解角于长至节，长尾可为拂尘，此辨麈之形态也。

鼠

《尔雅》隶鼠于释兽，以四足而毛，谓之兽也。《埤雅》隶鼠于释虫，以其为穴，虫之长也。鼠之种，见于《尔雅》者十有四，有同名而异种者为鼮鼠。一在寓属，一在鼠属，有与鸟同穴者为鵙。至释鸟之鼯鼠，释虫之鼮，则与寓属之鼮鼠，皆名鼠，而实非鼠矣。

炳章按：云南有香鼠，形似鼠，长仅寸许，周烁园云，密县西山中有香鼠，较凡鼠小，死则有异香，盖山中之鼠多食香草，亦麝之有香脐也。山中人捕之筐笥中，经年香气不散。《桂海志》云：香鼠小如指擘，穴于桂中，行地上疾如激箭，治疝甚效，亦鼠之异类也。

猴经

药物中有猴经，乃牝猴天癸，治妇女经闭神效。李心衡《金川锁记》云：独松汛之正地沟，山高箐密，岩洞中猿猱充牣。土人攀悬而上，寻取所谓猴经者，赴肆贸易，多至百斤。此可以补诸家本草之缺。

炳章按：猴经一名申红。《拾遗》云：深山群猴聚处极多，觅者每于草间得之，色紫黑成块，夹细草屑，云是母猴月水干血也，产广西者良，治干血劳甚效。

鮒鱼

《尔雅》鯦当作鮀，郭璞注：今江东呼最大长三尺者为鮀。邵氏《正义》，谓即鮒鱼。杭州鮒初出时，豪贵争以馈遗，价甚贵，寒婆不得食也。凡宾筵，鱼例处后，独鮒先登。胡书农学士诗云：银光华宴催登早，腥味寒家馈到迟。体物殊切。

炳章按：鮒鱼靥，取后不落阴干。凡遇疔疮，取靥贴疔上，外膏药盖贴八时许，疔粘靥上，能拔出之，亦奇方也。

蠼螋

蠼螋音瞿搜，虫名。《玉篇》曰蚯螋，《博雅》曰蛷螋。昌黎诗：

蜿垣乱蜙蝼[1]即此。吾乡俗呼为蛞蜳,二须多足,状如小蜈蚣,而体较短阔,匿居隐处,溺射人影,令人生疮,如热痱而大,身作寒热。《千金方》法,画地作蠼螋形,以刀细取腹中土,以唾和涂之,再涂即愈。近又传一方云:入夜以灯照生疮处之影于壁,百滚汤浇之即愈。此皆以影治影之法,气类相感,抑何奇耶?

炳章按:此等疗法,皆属心理疗法,如祝由科之类欤?然用之亦多奇效,合之科学实质,咸谓玄学邪说矣。

苍耳子虫

苍耳子草,夏秋之交,阴雨后梗中霉烂生虫,取就熏炉上烘干,藏小竹筒内,随身携带或藏锡瓶,勿令出气。患疔毒者,以虫研细末,置治疔膏药上贴之,一宿疔即拔出而愈贴时须先以针微挑疔头出水。余在台州,仆周锦种之盈畦,取虫救人,屡着神效。比在杭郡学舍旁,苍耳草虫甚多,以疗疔毒,无不获效。同邑友人郑拙言学博凤锵,携至开化,亦救治数人,彼地无苍耳草,书来索种以传。又青蒿虫,治小儿惊风最灵,余孙荣霖,曾赖此得生。此二方皆见《本草纲目》,而世罕知其效,特志之青蒿虫亦在梗中,焙干研末,和灯心灰汤调送下。

炳章按:苍耳虫,不独治疔疮有特效,凡阳痈红肿已成脓,以此虫一条,放于疮顶,外用清凉膏盖贴八小时,毒即咬通,余常于八、九月采取,用麻油浸藏备用,可代刀针,真奇效也。

---

① 蝼:原作"垣",据韩愈《城南联句》"蜿垣乱蜙蝼,甚黑老蚕蠋"诗改。

孑孓虫

杭城水浊，人家皆接天泉水用之。日久往往生孑孓虫。《以斋杂著》谓自天明至日末入接者为阳，日没至鸡鸣前接者为阴。阴阳水，各自为盎①。孤阴不生，独阳不长，自无孑孓虫之患。泾县胡子晖《子贯附言》亦云午前之雨属阳，午后之雨属阴。独阳之水，取养金鱼子，不生虫蟖。

炳章按：天泉水生孑孓，有因积蓄日久，或水分不洁而生为多，凡久晴初雨之水，必有屋上积尘冲下，应接出缸外，待后落之清净水，接置缸中。水缸底浊，常用吸筒吸出，使水清洁，自无此弊。

槟榔

医书槟榔治瘴，川广人皆喜食之。近则他处亦皆效尤，不知其性沉降，破泄真气，耗损既久，一旦病作不治，莫识受害之由。嗜之者，终无所警也。余按宋周去非《岭外代答》有云：川广人皆食槟榔，食久，顷刻不可无之，无则口舌无味，气乃秽浊，尝与一医论其故。曰：槟榔能降气，亦能耗气。肺为气府，居膈上，为华盖，以掩腹中之秽。久食槟榔，则肺缩不能掩，故秽气升闻于辅颊②之间，常欲啖槟榔以降气，实无益于瘴，彼病瘴纷然，非不食槟榔也。此论槟榔之害，最为切要，知非特无瘴之地不可食也。嗜槟榔者其鉴之。

---

① 盎：盆类盛器。
② 辅颊：上颔与面颊，此泛指面颊。

炳章按：按榔种类甚多，有大腹槟榔、海南按槟榔、鸡心槟榔、枣儿槟榔。闽粤人所嗜食槟榔，乃枣儿槟榔，或鲜槟榔，其味涩，其性消滞杀虫。如小儿腹内有虫，用槟榔煮黑枣食之，则虫下。然此消补并施法也。

樶李

嘉兴本樶李地，所产李，即以是为名。色红肉脆，而味绝鲜。吾郡果品，以此为最，惜不可多得。皮有爪痕，相传为西施所掐，此殆饰说耳，而文人赋樶李者必及之。如朱竹垞赋云："传诸故老，一事矜奇。遇入吴之西子，胭脂之汇舟移。经纤指之一掐，量心赏之在斯。何造物之工巧兮？化千亿于来兹。虽彼美之云亡兮，仿佛若或睹之。"金学博介复诗云："此邦书越绝，彼美忆西施，指点痕如捻，流传事不疑。"沈明经翼诗云："爪痕千古在，入市合输钱。"皆指此也。

炳章按：樶李为嘉兴地名，亦为嘉兴特产嘉品，故前哲有《樶李谱》之辑，亦志其异而且珍也。

火浣布、凤首木、火油

凡物遇火则焚，而火浣布、凤首木等，独得火不焦。又火油得水焰弥盛，钱武肃王尝用以胜淮师。

【点评】"钱武肃王常用以胜淮师"指吴越王钱镠于后梁贞明五年派其子钱传瓘以火攻战胜吴国之事，然未有其用火油的记录。而在贞明三年，吴王杨隆演曾送给耶律阿保机猛火油，称

"攻城以此油，燃火焚楼橹，敌以水沃之，火愈炽"。以上二事并载于南宋沈枢所著《通鉴总类》，陆以湉恐将其混为一说。

自然气化

龙易骨，蛇易皮，麋鹿易角，蟹易鳌，人则易齿，此自然之气化也。

_{炳章}按：物理之变易，往往有难以常理解者，如鲨鱼变鹿，以鱼变兽，又如田鼠化为鴽，鹰化为鸠，腐草为萤，雀入大水为蛤，雉入大水为蜃。载在历书，皆非常人所可察也。

须发早白

气血衰则须发易白，每于此征①年祚②焉，余观《晋书·王彪之传》云：年二十，须发皓白，时人谓之王白须。而官至光禄大夫，仪同三司。卒年七十三。此殆异禀，不可以常情测矣。又宋杜祁公衍，年过四十，须发尽白，卒年八十。

_{炳章}按：少年勤学，及操劳过度，血气耗伤，则须发早白。此因营养不足，色素不荣须发，其白必干燥无光泽。若具有异禀，须发早白，其白如银丝而有光泽，必面现红色，声如洪钟，清而且长。所谓童颜鹤发，为长寿富贵之征，如晋王彪、宋杜祁公衍之类钦。

---

① 征：象征。
② 年祚：人的寿命。